Universo dos Livros Editora Ltda.
Rua Haddock Lobo, 347 – 12º andar – Cerqueira César
CEP 01414-001 • São Paulo/SP
Telefone: (11) 3217-2600 • Fax: (11) 3217-2616
www.universodoslivros.com.br
e-mail: editor@universodoslivros.com.br

Pala Copeland e Al Link

28 Dias de Prazer

SEXO TÂNTRICO PASSO A PASSO PARA CASAIS QUE DESEJAM APIMENTAR SEU RELACIONAMENTO.

UNIVERSO DOS LIVROS

São Paulo – 2009

Tradução do original 28 Days to Ecstasy for Couples TANTRA STEP BY STEP

Published by Llewellyn Publicarions
Woodbury, MN 55125 USA
www.llewellyn.com

Diretor Editorial
Luis Matos

Assistência Editorial
Gabriela Ribeiro
Noele Rossi

Tradução
Mariana Ribeiro
Marcelo Madeira

Preparação
Luciane Gomide

Revisão
Júlios Domingas

Adaptação do Projeto Gráfico
Stephanie Lin

Diagramação
Claudio Alves
Rogério Chagas

Capa
Marcos Mazzei

Dados Internacionais de Catalogação na Publicação (CIP)
(Câmara Brasileira do Livro, SP, Brasil)

C782s Copeland, Pala..

28 dias de prazer / Pala Copeland e Al Link ; [tradução Marcelo Madeira]. – São Paulo: Universo dos Livros, 2009.
192 p.
Tradução de : 28 Days To Ecstasy For Couples

ISBN 978-85-7930-042-4

1. Sexo Tântrico. 2. Filosofia oriental. 3. Relacionamentos. I. Link, Pala. II. Título.

CDD 613.96

Sumário

UM

O Tantra para você

O sexo Tântrico, uma forma de amor sagrada, eleva a sua sexualidade além dos limites físicos. A prática ancestral de unir o sexo e a espiritual é especialmente relevante para amantes modernos que desejam profundamente uma conexão mais íntima, além de sexo e prazer incomensuráveis. Como filosofia de vida que celebra as alegrias do corpo, o Tantra o auxilia a se abrir total e livremente para o seu parceiro, dividindo com ele suas glórias e vulnerabilidades. Ao mesmo tempo que você pode passar anos explorando profundamente os caminhos do Tantra, também é possível vivenciar alguns de seus benefícios em pouquíssimo tempo, o qual tem um apelo em particular para casais que tem hoje, com um ritmo de vida acelerado. Na verdade, esse livro foi escrito para amantes que estão ocupadíssimos. Isso nos ensina que o Tantra é uma abordagem prática da intimidade que tem um impacto profundo na sua vida e não exige muito tempo extra. Ele pode ajudá-lo a entender que, na realidade, a vida pode ser muito prazerosa e que é uma coisa boa tanto para você quanto para aqueles ao seu redor. Esse livro prático do sexo Tântrico possui um plano detalhado de 28 dias com instruções passo a passo, para atividades simples e fáceis de realizar que fortalecerão sua relação e intensificarão sua conexão sexual e espiritual.

Os exercícios são bem curtos e levam de um a trinta minutos. Em média, você não levará mais de meia hora; menos tempo do que provavelmente passa assistindo ao noticiário ou a uma minissérie de TV. Uma vez por semana, há um exercício mais longo no qual você colherá frutos incríveis das habilidades que tem aprendido. Nós nos empenhamos em apresentar apenas atividades e exercícios que fossem extremamente simples de ser realizados.

- Capítulo 2: "Como utilizar este livro" : te dá instruções simples e diretas para realizar o plano de 28 dias.
- Capítulo 3: "O plano 28 dias para o prazer": contém um planejamento passo a passo com exercícios específicos para cada um dos 28 dias. Nós o ensinamos como envolver-se em um plano de exercícios "sem propósito definido". A razão do sexo Tântrico é a união com o parceiro por meio do prazer e não a busca pelo orgasmo, embora você certamente terá muitos ao longo do caminho.
- Capítulo 4: "O amor Tântrico passo a passo": explica os oito elementos que envolvem as sessões de sexo Tântrico. Você aprenderá como fazer amor por muitas horas, período durante o qual ambos amantes podem chegar a orgasmos múltiplos.
- Capítulo 5: "A receita do êxtase – passos alegres rumo a felicidade": sugere cinquenta atividades específicas para que você se realize durante o período de sexo Tântrico. Essa sessão é um guia para o êxtase sexual e espiritual, independentemente do quão curta ou longa possa ser.
- Capítulo 6: "Continuando sua prática": traz diretrizes para levar sua prática do Tantra por toda a sua vida.

As técnicas que você aprenderá incluem intenção e atenção à consciência, boa forma sexual, conexão emocional íntima, circulação e intercâmbio de energia entre os amantes. Juntamente com cada atividade diária, há uma mensagem motivacional (um pensamento para o dia) relacionada à sexualidade, ao relacionamento e a espiritualidade. O que ajudá-lo a focar nos elementos chave, como intimidade profunda, paixão evoluída, confiança, entrega e alcançar um amor mais expansivo do que se possa imaginar.

Esse livro enfatiza a ação muito mais que as ideias. É um companheiro para o livro *Sexo da alma: Tantra para dois*, o qual é muito mais detalhado nos tratamentos dados aos conceitos do Tantra e seu papel nos relacionamentos. É um livro pequeno e que vai direto ao ponto: encorajá-lo a acrescentar as práticas sagradas da sexualidade do Tantra ao seu estilo de vida ativo e moderno. Apenas lê-lo não irá funcionar muito. Para receber os benefícios do Tantra, você deverá fazer quatro coisas:

- Agir esquecendo de qualquer vergonha ou culpas remanescentes em relação ao sexo, que você possa carregar de experiências e aprendizados prévios.
- Conceder-se permissão para experimentar o prazer.
- Abrir seu coração para dar e receber prazer – e abra-o novamente a cada vez que ele se fechar, outra e outra vez.
- Praticar os exercícios e realize você mesmo as atividades que descrevemos.

Se você fizer essas quatro coisas, os exercícios para os 28 dias, apesar de curtos e simples, terão efeito cumulativo e transformarão a qualidade da sua relação. Nós não estamos pedindo que você deixe de lado sua atual maneira de fazer amor ou qualquer coisa que considere importante, incluindo suas crenças e valores, mas afirmamos que ao final desse período, sua vida terá mudado de várias formas, profundamente, para melhor.

Você pode ter a relação de felicidade que sempre sonhou, ter a experiência de conexão mais sublime, tanto energética quanto espiritual, com seu parceiro. Você pode sim, ter todo o sexo maravilhoso que sempre quis, dando e recebendo prazer em abundância, curando e tornando-se completo. Pode possuir tudo isso. A única questão que deve responder é: o quanto realmente deseja tudo isso?

O sexo é essencial em uma relação plenamente realizada, a não ser que você tenha feito a opção consciente de viver algo platônico, o que se assemelha muito mais a uma amizade do que a um casamento ou relação a dois. Em um casamento real, baseado em um compromisso para a vida inteira, realização sexual e amor em abundância são inseparáveis do conceito de felicidade. E felicidade na relação é a rota mais certa, rápida e fácil para sua maturidade emocional e despertar espiritual.

Sexo é bom e prazer não é apenas bom, mas necessário para o bem estar mental e emocional. A realização sexual não é boa apenas para você, mas para todos ao seu redor. Seus filhos, amigos, vizinhos e colegas de trabalho se beneficiarão de sua felicidade, vitalidade e estado mental positivo. Você também descobrirá que a realização sexual e o bem estar físico, espiritual e emocional que a acompanham, o fazem mais produtivo no trabalho, mais criativo em sua arte e excelente nos esportes.

Leve tempo para alimentar seu corpo com a sensual nutrição do toque erótico, conectando-se com seu parceiro nos níveis mais íntimos, tendo experiências muito além de qualquer dúvida de que é amado e de que seu parceiro se importa com você e fazendo com que tudo em sua vida funcione melhor. Você não está sendo egoísta nem está subestimando outros aspectos importantes de sua vida, dedicando tempo a se tornar um amante Tântrico. Ao contrário: está escolhendo ser livre, vivendo sua vida plenamente. Está agindo no sentindo de ser completamente vivo e produtivo.

Se você realizar os exercícios curtos e simples de *28 dias de prazer*, começará a experimentar um pouco daquilo que sentia no início da paixão, recuperar a paixão durante o ato de fazer amor, descobrir novas alturas e profundidades de intimidade com seu par e ter a experiência do êxtase sexual e espiritual – tudo em 28 dias.

Seguindo um plano simples, você começará a, gradualmente, notar os seguintes benefícios:

- Maior habilidade de se comunicar intimamente com seu parceiro.
- Aumento do conforto na doação e recebimento do prazer sexual.
- Facilidade de entregar-se ao seu parceiro e abrir seu coração.
- Aumento da estamina sexual e tolerância.
- Capacidade de fazer amor por horas a fio e experimentar esse ato como algo eterno.
- Aumento do tempo da ejaculação.
- Aumento da consciência da energia sexual e habilidade de circulação dessa energia pelo seu corpo e trocas dela com seu parceiro.
- Aumento do desejo por seu parceiro.
- Aumento da paixão enquanto faz amor, em sua relação e sua vida.
- Tornar-se mais "apto para o orgasmo", com potencial para orgasmos múltiplos (tanto o homem quanto a mulher).
- Melhora da sua saúde e vitalidade.
- Sentir-se melhor em relação a você, um ao outro e sua vida a dois.
- Expansão do seu senso de bem estar, deleite, admiração e alegria.
- Emoções mais equilibradas.

- Diminuição do stress, preocupações, medos, inseguranças e outras emoções negativas.
- Voltar ao estagio de brincadeiras e leveza de ser.
- Experimentar os estados de mistérios, êxtase e misticismo.

Geralmente, leva entre três a quatro semanas para que se estabeleça um novo padrão de comportamento ou hábito. E esse plano simples para o êxtase é formador de novos costumes. Após passar pelos 28 dias, você não irá querer voltar. Mais ainda: voará adiante nas asas do amor, felicidade e êxtase. Esse é seu direito de nascença: liberdade física, mental, de coração e de alma. Você só precisa reinvindicá-los por meio de ações para saber que isso é verdade.

DOIS

Como usar este livro

Esse curto capítulo o direciona para o método mais efetivo de trabalho com os exercícios apresentados nesse livro. Lembre-se: também é importante confiar em você, então, escute seu corpo e sinta-se livre para adaptar os exercícios da forma que mais lhe convenha.

Lembre-se ainda de ser leve com você mesmo e com o seu parceiro. Você está se abrindo para uma conexão profunda e feliz. Riam juntos. O sexo é divertido demais para ser levado a sério.

Antes de começar a praticar, dê uma lida no livro todo para ter uma visão geral do que estará fazendo.

O plano de 28 dias

Faça os exercícios conjuntamente.

- Exercitem se juntos em 4 blocos de 6 dias, 20 minutos por dia.
- Dedique o sétimo, décimo quarto, vigésimo segundo e vigésimo oitavo dia para sessões de sexo.

PRÁTICA DIÁRIA

- Ambos parceiros devem ler os exercícios antes de começarem.
- Escolha uma pessoa para guiar as atividades diárias.
- Você pode querer ler os exercícios em voz alta, enquanto os faz, principalmente na primeira vez.

SESSÕES SEMANAIS DE SEXO

- Divida as atividades. Cada um ficará responsável por uma delas.
- **Nota**: essas sessões semanais de sexo não o impedem de fazer amor em casa, a qualquer hora ou em qualquer outra situação.

HORA E LOCAL

- Pratique com seu parceiro em um local calmo, no qual não sejam incomodados.
- Mantenha uma rotina diária, praticando na mesma hora todo dia, por exemplo. Uma excelente prática para o período da manhã é acordar meia hora mais cedo e iniciar o dia juntos. Dessa forma, seu dia inteiro será preenchido por amor e intimidade.
- Tente estar descansado. Você aproveitará muito mais.
- Algumas vezes faça o exercício nu. É inspirador e excitante.

CRONOMETRE SUA PRÁTICA

- Exercícios diários foram programados para serem lidos e totalmente realizados em 20 minutos.

  Algumas pessoas podem terminar mais cedo, outras podem demorar mais. Encontrar o seu próprio ritmo é o correto.
- Cada exercício tem uma média de tempo para ser realizado. Você pode achar que ajuda ter um relógio ou despertador para guiá-lo, mas não se preocupe em realizar a atividade no tempo exato que damos. Por outro lado, caso você seja o tipo de pessoa que leva muito tempo pensando e precisa de muito controle, use um *timer* para avisá-lo de quanto tempo se passou, para auxiliá-lo a se concentrar no próprio exercício, em vez em quanto tempo está levando para realizá-lo.

SE VOCÊ PERDER UM DIA

O programa foi idealizado para 28 dias consecutivos, mas sabemos que para algumas pessoas isso é inviável.

- Se vocês estão juntos, mas se:
  - perderam um dia de prática, continuem de onde pararam;
  - perderam mais de um dia de prática, continuem de onde pararam.
- Se vocês ficarem longe um do outro por alguns dias durante o programa:
  - cada um repita, sozinho, o último dia no qual estiveram juntos;
  - podem ainda, experimentar algum dos exercícios no capítulo 6, "Continuando sua prática";
  - quando vocês estiverem novamente juntos, passem para o próximo dia, na sequência.

Continuando sua prática

Após terminar seu plano de 28 dias, você sentirá tanta conexão sexual, espiritual e emocional que irá querer continuar construindo o que tem aprendido e fortalecendo-se cada vez mais.

Tente manter uma prática diária acompanhada e solitária. Mesmo alguns poucos momentos juntos manterão suas energias fluindo. Nós trouxemos aqui várias sugestões práticas. Misture e junte os exercícios do plano de 28 dias com os exercícios dos capítulos que o seguem.

Notas para auxiliá-lo

O mais importante: essa prática é uma oportunidade para que vocês se conectem um com o outro diariamente e em nível emocional e energético.

- Quanto mais você permite a sua participação e a de seu parceiro, sem julgarem um ao outro, mais aproveitará cada exercício. Saia do universo mental e esteja presente em seu corpo. Permita-se sentir tudo. Realize todas as práticas sugeridas e apenas depois, pense sobre elas.
- Seja leve e brincalhão em relação a sua prática. Tentar fazer tudo perfeitamente causará um stress desnecessário e você não se sentirá tão inspirado a continuar. Cumprimente-se pelo que você alcançou mais do que costuma culpar-se pelo que não conseguiu. Nós damos instruções bem claras, mas as coisas não serão sempre exatamente da forma que planejamos; portanto, seja amável e brando com você mesmo. Respire fundo e dê-se um abraço mental caso tenha, em alguma situação, se sentido oprimido.
- Deixe a pessoa que está liderando as atividades do dia cumprir seu papel. Mesmo que você seja absolutamente positivo e ainda que ela tenham deixado algumas coisas de lado, ou cometido algum erro, entregue-se à liderança dela. Isso é conexão, não controle.
- Essa é uma prática especial para o casal, não um lugar para discutir assuntos ou problemas. É uma hora para aprender e crescer como amantes cooperativos. Deixe os problemas de lado e se for necessário, lide com eles mais tarde.
- Os exercícios propostos são para casais heterossexuais. Casais homossexuais podem adaptá-los simplesmente trocando "homem" e "mulher" por "parceiro A" e "parceiro B". Desconsiderando instruções específicas para o *yoni* se ambos são homens e o *lingam* se são mulheres.

TRÊS

O Plano de 28 dias de prazer

SEMANA 1

1	2	3	4	5	6	7
8	9	10	11	12	13	14
15	16	17	18	19	20	21
22	23	24	25	26	27	28

Na primeira semana de prática, você aprenderá os componentes básicos das habilidades tântricas de fazer amor: ***relaxamento, foco, respiração consciente, bombeamento de PC*** *e* ***conexão amorosa****.*

DIA 1

- Leia todo o exercício do dia antes de começar.
- Escolha qual parceiro será o guia do dia.
- Tempo necessário para leitura e prática dos exercícios: vinte minutos.

Fundamentos

Nós próximos 28 dias você aprenderá a trabalhar com sua energia sexual. Para fazer isso, ajuda muito estar em um estado de relaxamento no qual você se sinta confortável, relaxado e focado. Os fundamentos são maneiras simples de acalmar-se, centrar-se e tornar-se presente. Sua intenção, enquanto posiciona-se no chão, é relaxar as tensões, bloqueios e energia negativa de seu corpo. Você irá substituí-los pela energia da Mãe Natureza – forte, serena e cheia de vitalidade sensual.

Enquanto começa, é importante lembrar-se, que, para algumas pessoas, a palavra energia pode ser muito sutil. Você pode notar coisas ocorrendo em seu interior quando começar a tentar técnicas como as de fundamento. Visualizar e sentir as energias fluindo pode parecer enganoso e difícil. Se esse for o seu caso, saiba que a sua intenção é o que há de mais importante. Sua energia vai onde sua intenção está, possa você sentir isso claramente ou não.

Tempo: cinco minutos.

1. Sente-se confortavelmente com a planta dos pés no chão, a coluna ereta, mas não rígida, e suas mãos em seu colo ou coxa.
2. Feche seus olhos.
3. Inspire bem fundo e, então, expire.
4. Relaxe seus ombros e a barriga.
5. Foque sua atenção em seu ventre e genitais.

6. Quando sua concentração nessas três partes estiver adequada, comece a imaginar uma conexão estendida de seus genitais com a terra.
7. Essa conexão pode ter qualquer forma que lhe venha a cabeça ou que você tenha escolhido conscientemente. Por exemplo, pode ser uma floresta, uma cachoeira, uma "extensão de seu corpo" ou algo assim. Imagine essa imagem saindo de seu corpo, passando pelo meio da cadeira onde você está se sentando, pelo chão abaixo de onde você está, indo mais e mais para baixo, por meio das pedras, abaixo da terra, pela crosta terrestre, realizando todo o percurso até o centro da terra. Algumas pessoas podem sentir ou ouvir sua conexão com o centro da terra. Seja como for que você experimente isso, é o correto.
8. Imagine essa imagem esticando-se de dentro de seu corpo até a cadeira na qual você sentado, passando pelo chão na qual essa cadeira está, pela terra sob a qual esse chão foi construído, por meio das bases e pela crosta terrestre.

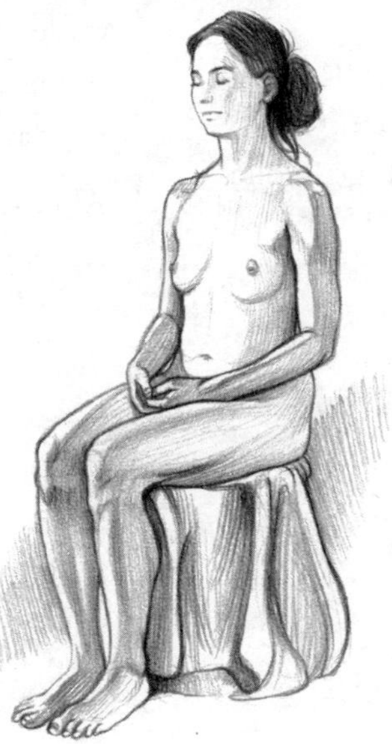

9. Quando você formar essa conexão de maneira clara, permita que qualquer sensação negativa ou sentimento de opressão ou energia que não seja boa; saia de seu corpo através de seus genitais, ventre (ou abdomem inferior) pela ponte formada entre você o centro da terra.
10. Conscientemente, liberte-se de qualquer ansiedade, distração mental, desconforto físico, medo, cansaço, dúvida, julgamento ou super excitação. Seja o que for que você não queira no seu corpo, deixe que saia de você por essa conexão, tal qual areia em uma ampulheta.
11. Quando essas sensações indesejadas alcançarem o centro da terra, elas se transformarão em uma rajada de fogo. Voltarão para você como a energia da Mãe natureza. Essa energia aumenta com a sua conexão e trará para você calma, força e vitalidade sensual.
12. Continue direcionando as energias negativas para que flutuem para longe. Permita que a vivacidade, a serenidade e o poder aumentem em você.
13. Para ajudá-lo a voltar para os fundamentos com mais facilidade da próxima vez, use um processo chamado de "ancoramento".

    Toque um local no seu corpo que seja fácil de ver e fácil de lembrar. Ancore esse estado fundamental a seu corpo. Mais tarde, enquanto foca nos fundamentos, toque o local e ele irá ajudá-lo a voltar rapidamente eles.
14. Abra seus olhos e prepare-se para sua cerimônia de comprometimento.

Cerimônia de comprometimento

Dê a você mesmo um poderoso apoio começando seu plano de 28 dias com uma breve cerimônia de comprometimento. A qualquer momento em que inicie uma nova promessa, comprometa-se especificamente a alinhar seu desejo, seu querer e seu foco mental. Traga seu subconsciente para o jogo, tanto quanto a sua mente, de maneira que você tenha mais recursos para utilizar e uma maior probabilidade de sucesso.

Tempo: quatro minutos.

1. Reserve um tempo para refletir sobre a incrível jornada na qual você e seu amor viajarão juntos a partir de agora.
2. Quando estiverem prontos, abram seus olhos e levantem-se.
3. Comecem a olhar-se a uma distância de cerca de 45 centímetros um do outro.
3. Juntem suas mãos e, mudando de posição, reafirme em voz alta, seu compromisso, que pode ter muitas ou poucas palavras. O que importa é que suas palavras saiam do coração e que você fale apenas coisas que sejam verdade para você. Dar voz aos seus pensamentos aumentam o embasamento deles e reafirmam o seu significado.

Aqui estão alguns exemplos que podem inspirá-los:

- (Diga o nome de seu amor), eu me comprometo com você e comigo mesmo a explorar o sexo Tântrico pelos próximos 28 dias e a ser honesto, aberto e aventureiro para que o exploremos juntos.
- Meu amor, uma vez que decidimos percorrer esse caminho, eu me comprometo a praticar contigo todos os dias e ser o mais amorosa e confiável o possível.
- Meu amor, estou tão animado (a) em aprender com você sobre o sexo sagrado. Você significa tanto pra mim. Prometo fazer o meu melhor para que, nas próximas 4 semanas, possa adquirir o máximo de conhecimento que eu puder e divertir me muito contigo.

4 Após vocês dois terem se comprometido, continuem segurando suas mãos enquanto movem se em direção ao nosso próximo exercício: troca de olhares.

Trocas de olhares

Tempo: dois minutos.

1 Durante dois minutos, a mulher envia olhares de amor para o homem. Por meio de total contato visual ela transmite, de seus olhos para os do parceiro, toda a ternura, paixão e amor que sente por ele. Nenhuma palavra deve ser pronunciada e nenhum som deve estar entre os dois; apenas o amor deve ser passado de um olho ao outro e de uma alma à outra. Ele se permite receber o amor dela e que esse amor o envolva, o preencha e cubra, sem perguntas, dúvidas ou medos.

2. Após um minuto, a mulher aperta levemente a mão do parceiro para mostrá-lo que agora é a vez dele.

3. Ele também envia todo o seu amor da mesma forma: doando-o e recebendo-o de maneira idêntica à dela.

4. Quando esse segundo minuto passar, ele aperta a mão dela para mostrar-lhe que agora é a vez dela. Ambos dizem: "Obrigado", em voz alta.

Algumas diretrizes para ajudá-lo com os olhares de amor:

- Esse é um exercício de conexão poderosíssimo. Você pode achá-lo, a princípio, um pouco desconfortável, ou mesmo aterrorizador. Pode rir ou até ter vontade de olhar para o lado, numa primeira hora, mas, persevere. O nervosismo passará a medida que ambos forem abrindo mais e mais seus corações um para o outro.
- Não se preocupe em contar exatamente um minuto. Apenas continue com seu olhar amoroso enquanto puder, confortavelmente. No princípio, um minuto pode parecer uma eternidade, mas a medida que você vai progredindo na pratica do Tantra, isso mudará.
- Talvez você considere mais fácil concentrar se em apenas um dos olhos do parceiro em vez de tentar olhar para os dois. Experimente o que lhe traz maior conforto.

Pensamento do Dia

Leia em voz alta:

Os casais tendem a acreditar que a própria relação se encarregará de selar o compromisso existente entre eles. Podem acabar se envolvendo em uma viagem de comportamento automático, desconsiderando um ao outro, permitindo que o amor morra, perdendo o interesse pelo sexo, a ternura, a delicadeza e o respeito. É essencial manter o compromisso vivo renovando-o e recriando-o por uma nova perspectiva, a medida que vocês dois modificam-se e evoluem através do tempo.

Término prática:

Termine seu primeiro dia de prática Tântrica com um abraço forte, "de corpo inteiro". Parabéns! Você completou seu primeiro passo para o êxtase da maneira proposta pelo Tantra.

DIA

DIA 1 **2** DIA 3 DIA 4 DIA 5

- Leia todo o exercício do dia antes de começar.
- Escolha qual parceiro será o guia do dia.
- Tempo necessário para leitura e prática dos exercícios: vinte minutos.

Fundamentos

Inicie seu segundo dia do despertar Tântrico pelos fundamentos.

Isso o ajuda a fazer a transição de sua agitada e ocupada vida para o calmo período de conexão com você mesmo e seu parceiro. Isso o leva a movimentação do "agora".

1. Revise as dicas que o auxiliaram no dia 1.
2. Sente-se confortavelmente com os olhos fechados, ombros relaxados, mãos em seu colo e pés apoiados no chão.
3. Respire fundo duas vezes.
4. Toque seu ponto "âncora".
5. Visualize uma conexão formada por seus genitais em direção a terra.
6. Deixe qualquer energia negativa e sensação de repressão esvair-se.
7. Sinta a vitalidade, calma e força que saem de dentro de você.
8. Abra seus olhos e mova-se em direção ao próximo exercício: pulsação do PC.

FIGURA 1:
Esses músculos podem separadamente ser contraídos e relaxados.

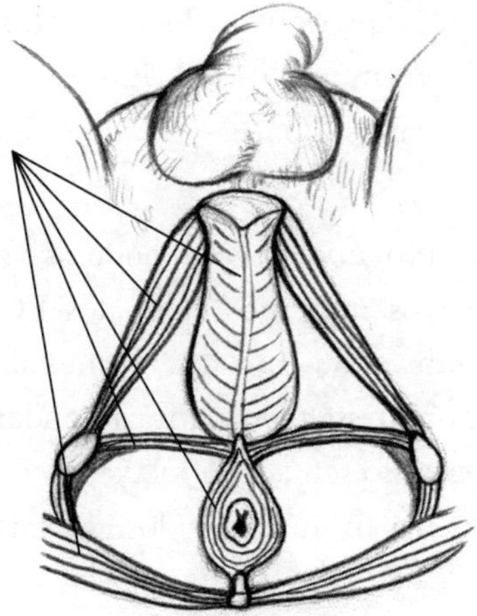

Masculino

FIGURA 2:
Esses músculos podem separadamente ser contraídos e relaxados.

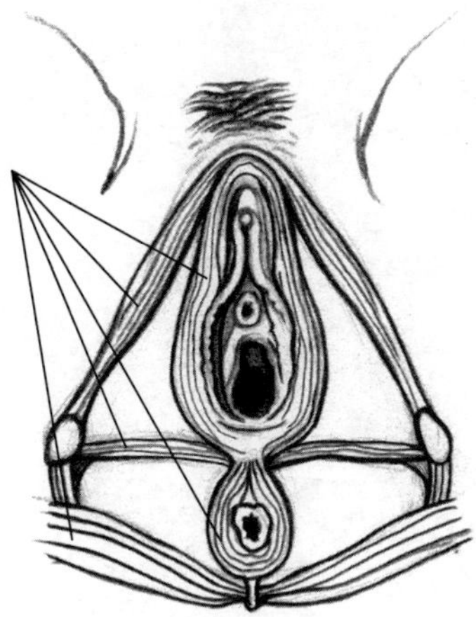

Feminino

Pulsação do PC

Tempo: três minutos

Um dos mais importantes exercícios do Tantra é a pulsação do PC ou, em outras palavras, a contração e relaxamento dos músculos **pubococcígeo**[1] em seus genitais. Essa prática tem muitos benefícios:

- Aumenta a sensibilidade das mulheres, de maneira que os orgasmos sejam mais facilmente alcançados e mais intensos.
- Aumenta a estamina para o homem, possibilitando que ele tenha maior número de ereções e que estas sejam mais firmes.
- Auxilia na manutenção da saúde da próstata.
- Bloqueia a saída de energia sexual de seu corpo e a pressiona para dentro dele, diretamente para seus centros de energia.

A maneira mais fácil de aprender sobre a pulsação do PC é fingir que você está tentando parar seu fluxo de urina no meio ou que está precisando ir ao banheiro, sem poder. Então, aperte os músculos que você usaria.

1 O músculo **pubococcígeo,** também conhecido como PC, é um músculo que se encontra na parte posterior de ambos os sexos.

- Sente-se confortavelmente e feche seus olhos.
- Inspire pelo nariz, da forma que sempre faz.
- Assim que completar a inspiração, aperte seus músculos PC.
- Mantenha esses músculos flexionados enquanto você inspira pelo nariz.
- Assim que tiver expirado completamente, relaxe seus músculos PC.
- Repita outras 14 vezes. Inspire. Flexione os músculos PC. Expire. Relaxe os músculos PC.

No início, você pode achar que apertou outros músculos além dos PC: sua barriga, ombros ou queixos. À medida que se aprimora nessa técnica, irá aprendendo a deixar o resto do seu corpo relaxado enquanto contrai apenas os músculos dos genitais.

Troca de olhares

Tempo: três minutos

A "Troca de olhares" é um processo tão poderoso, que nós sugerimos manter a prática pelo resto de suas vidas. A doação e o recebimento consciente do amor tem tantos efeitos positivos em sua relação que não é apenas cumulativo, mas exponencial.

1. Reveja os pontos que o auxiliaram na seção "Trocas de olhares", no Dia.
2. Sentem-se ou fiquem de pé olhando um para o outro.
3. Fechem seus olhos e diga em voz alta, os sentimentos de amor e desejo que você tem por sua parceiro. Tire-os de sua mente e sinta os em seu coração.
4. Depois de um tempo, abra seus olhos e junte suas mãos.
5. Hoje, é o homem que envia olhares de amor, permitindo que toda a sua emoção saia como uma rajada por meio de seus olhos, diretamente para os olhos e, depois, para o coração de sua parceira.
6. Depois de um minuto, ele aperta a mão dela, para mostrar-lhe que é a vez dela.
7. A mulher agora irradia sua afeição, concedendo permissão para que seu homem sinta toda a magnitude e força de seu amor por ele.
8. Ele se rende, permitindo que o amor dela chegue ao seu íntimo.
9. Após um minuto ter se passado, ela aperta a mão dele.
10. Agradeçam um ao outro em voz alta.

Respiração consciente

Tempo: sete minutos

Respirar com atenção, ou seja, em cheio, profundamente, conscientemente, tem um papel importantíssimo no amor Tântrico, da mesma forma que em muitas outras práticas espirituais e disciplinas físicas, como a ioga, o tai chi, o kung fu e o canto. A respiração consciente diminui a tensão, clareia a mente, te coloca focado no momento, aumenta o seu prazer sexual e o ajuda a conectar-se profundamente com seu parceiro.

1. Sente-se ou deite-se.
2. Contraia-se flexionando e então relaxe todas as partes do seu corpo.

3. Comece em seu pé: aperte-o, segure-o e solte-o.
4. Mova-se para suas panturrilhas: aperte-as, segure-as, solte-as e liberte-as.
5. Progrida na seguinte ordem: joelhos, coxas, nádegas, barriga baixa, plexo solar, peito, mãos, parte de baixo dos braços e ombros, parte de cima dos braços, pescoço, couro cabeludo e face. Você ficará surpreso com quanta tensão tem acumulada em seu corpo.
6. Quando seu corpo estiver relaxado, comece a focar em sua respiração.
7. Coloque sua mão direita no seu abdome e a sua esquerda embaixo da costela do seu lado esquerdo.
8. Inspire vagarosa, profunda e naturalmente. Sinta o ar entrando por suas narinas. Siga-o por todo o caminho até a sua barriga.
9. Sua barriga deve crescer à medida que você começa a inspirar. Você pode até empurrá-la um pouco para ajudá-la a reaprender a respirar profundamente.
10. Continue a encher os pulmões expandindo o volume de suas costelas.
11. Sinta suas costelas movendo-se para frente enquanto você inspira.
12. Continue inspirando, sentindo a parte superior de seus pulmões.
13. Inspire até seus pulmões e até mesmo a garganta, boca e nariz, estarem cheios de ar.
14. Conte da seguinte forma para cronometrar sua inspiração: 1001, 1002, 1003, 1004.
15. Assim que você estiver cheio de ar, comece a expirar.
16. Não segure sua respiração ou solte-a enquanto você inspira e expira.
17. Permita uma transformação suave de "dentro" para "fora".
18. Expire vagarosamente por meio de seu nariz, contando até seis. Enquanto expira, murche a barriga, como se estivesse tentando fazer seu umbigo tocar sua espinha.
19. Preste atenção na sensação do ar passando pelo seu corpo.
20. Inspire novamente e siga a respiração enquanto ela vai até a sua barriga, trazendo com ela sua energia vital.

21. Expire e imagine toda a negatividade, doença e tensão saindo de seu corpo.
22. Continue a inspirar e expirar vagarosamente.
23. Se pensamentos interferirem, comece a voltar a sua atenção vagarosamente para a sua respiração.
24. Siga cada respiração, lenta e profundamente, durante quatro minutos.

Se você se sentir um pouco tonto, é apenas por estar ganhando mais oxigênio do que está habituado. Caso seja isso, pare, respire e faça como de costume; então tente novamente respirações mais vagarosas e profundas. A princípio, esse padrão de respiração pode parecer forçado e artificial, mas antes de você ter completado seu plano de 28 dias, parecerá completamente natural. Seu corpo se sentirá muito feliz em receber mais oxigênio, sua circulação melhorará e seu nível de stress diminuirá.

Pensamento do Dia

Leia em voz alta:

Fazer amor pode ser uma aventura que começa com uma "rajada" de contato visual assim que vocês se conhecem e dura até seus olhos se fecharem quando a vida termina. Seja uma explorador do mundo incrível da sua sexualidade. Mapeie o território dos seus corpos, "faça gráficos" da profundidade de sua paixão, "escale as alturas" das suas conexões íntimas.

Cada vez que estiverem juntos, sempre haverá algo novo a ser descoberto.

Término da prática

Terminem seu segundo dia de prática do Tantra juntos, com um abraço de corpo inteiro, um agradecimento individual e o outro mútuo.

DIA 3

DIA 1 DIA 2 **3** DIA 4 DIA 5 DIA 6

- Leia todo o exercício do dia antes de começar.
- Escolha qual parceiro será o guia do dia.
- Tempo necessário para a leitura e prática dos exercícios: vinte minutos.

Fundamentos

Tempo: três minutos

1. Se necessário, revise todos os passos dos fundamentos do Dia 1.
2. Sente-se confortavelmente, respire fundo, feche os olhos e relaxe o corpo.
3. Toque sua "âncora" e estabeleça sua conexão com a Terra.
4. Envie suas sensações negativas para a Terra.
5. Receba a serenidade e a vitalidade sensual por meio de sua conexão.
6. Após acalmar-se durante três minutos, inicie o processo de respiração consciente respiração consciente.

Respiração consciente

Tempo: cinco minutos.

Hoje você repetirá os exercícios profundos de respiração pela barriga, que aprendeu ontem.

1. Caso você prefira deitar-se para realizar essa prática em vez de permanecer sentado enquanto estiver no chão, mova-se para a posição de bruços.
2. Relaxe contraindo e esticando todas as partes do seu corpo.
3. Quando o seu corpo estiver relaxado, comece a focar na sua respiração.
4. Coloque sua mão direita no seu abdome e a esquerda embaixo dos quadris, do lado esquerdo.
5. Inspire por meio de seu nariz, trazendo o ar por todo o caminho até a parte baixa da sua barriga, que aumentará enquanto você respira vagarosa e profundamente.
6. Continue a expandir seus pulmões enchendo sua caixa toráxica.
7. Sinta seus quadris movendo-se enquanto inspira.
8. Continue inspirando, enchendo a parte de cima de seus pulmões.
9. Conte até quatro para cronometrar sua inpiração.
10. Quanto estiver cheio de ar, comece a expirar.
11. Não prenda a respiração, nem pare entre a inspiração e a expiração.
12. Expire vagarosamente pelo nariz, contando até seis.
13. Preste atenção na sensação do ar passando pelo seu corpo.
14. Inspire novamente e siga o caminho que a respiração faz até a sua barriga enquanto ela lhe traz foco e vitalidade.
15. Expire e sinta qualquer stress ou letargia saindo do seu corpo.
16. Continue a inspirar e expirar vagarosamente, durante cinco minutos.
17. Se pensamentos aparecerem, gentilmente volte sua atenção para a sua respiração.

Troca de olhares

Tempo: dois minutos.

1. Releiam as dicas úteis do Dia 1.
2. Hoje, a mulher envia olhares primeiro durante um minuto.
3. O homem envia olhares no próximo minuto.

Tentem estar totalmente focados na relação amorosa. Saibam que vocês são, de fato, merecedores de receber essa genuína torrente de amor, e permitam-se relaxar ao seu ardor.

Pulsação do PC

Tempo: três minutos.

Repitam as pulsações PC da mesma maneira que fizeram no Dia 2, mas aumentem as repetições para 25. À medida que vocês contrairem os músculos genitais, lembrem-se de verificar se as outras partes do corpo também são contraídas. Se houver algum sinal de contração, procurem focá-lo para deixar essas outras partes mais relaxadas. A chave para o fluxo de energia durante o sexo Tântrico é aprender a relaxar um número maior de partes do corpo, enquanto apenas alguns poucos músculos específicos estão sendo contraídos.

1. Sentem-se confortavelmente e fechem os olhos.
2. Inspirem pelo nariz.
3. Flexionem os músculos PC.
4. Mantenham os músculos PC contraídos enquanto expiram pelo nariz.
5. Após expirarem completamente, relaxem os músculos PC.
6. Repitam esses passos mais 24 vezes. Inspirem e flexionem os músculos PC. Expirem e relaxe-os.

Pensamento do Dia

Leiam em voz alta:

Ousem ser vulneráveis. Permitam que um outro ser humano veja toda sua magnificência e sua fragilidade. Olhem fundo nos olhos de seu amante. Rasguem seu coração.

Término da prática

Terminem o terceiro dia da prática Tântrica com um abraço de corpo inteiro, um agradecimento individual e o outro mútuo.

DIA 4

DIA 1 DIA 2 DIA 3 DIA 5 DIA 6 DIA 7

- Leia todo o exercício do dia antes de começar.
- Escolha qual parceiro será o guia do dia.
- Tempo necessário para a leitura e prática dos exercícios: vinte minutos.

Fundamentos

Tempo: três minutos.

1. Sentem-se confortavelmente, fechem os olhos, respirem profundamente e relaxem o corpo.
2. Toquem suas respectivas "âncoras". Estabeleçam uma conexão.
3. Deixem as sensações irresistíveis fluírem para baixo e para fora.
4. Sintam a força, a tranquilidade e a vivacidade fluírem em vocês.

Respiração harmonizada consciente

Tempo: seis minutos.

Aumentem a prática da respiração para integrar a harmonização de seu ritmo de respiração com o de seu parceiro. A respiração em sincronia com a de seu amante é um dos modos mais profundos de cultivar a relação sexual e fortalecer a conexão energética.

1. Sentem-se próximos e voltados um para o outro.
2. Fechem os olhos. Relaxem os corpos.
3. Respirem profunda e lentamente, de seu próprio modo, por um minuto. Inspirem, preencham a parte inferior dos pulmões, o centro e, por fim, a parte superior.

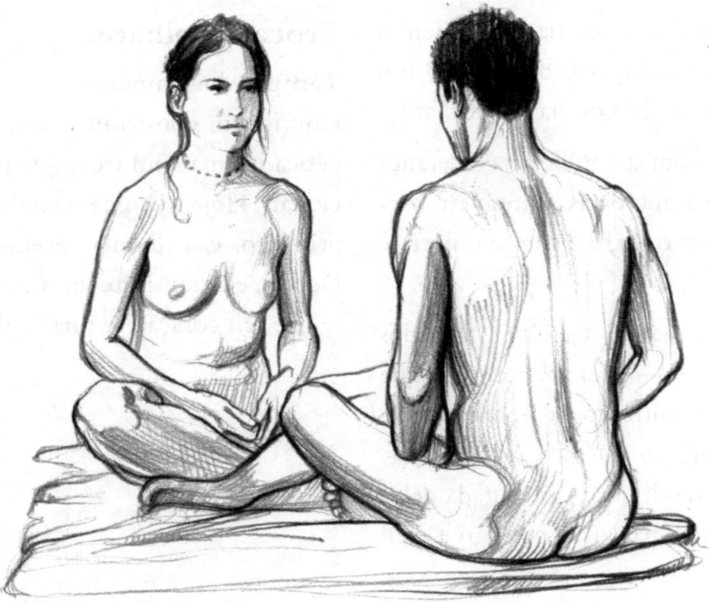

4. Assim que se sentirem cheios de ar, comecem expirar lentamente.
5. Depois de um minuto, cada um deve colocar a mão direita sobre o peito ou o abdome do outro, de modo que possam senti-lo encher-se e em seguida esvaziar-se, acompanhando cada respiração.
6. Comecem a respirar juntos, em harmonia.
7. Primeiro, o homem estabelecerá o ritmo, inspirando e expirando lenta, profunda e facilmente em um fluxo natural. Você pode inspirar contando até quatro e expirar contando até seis, caso lhe seja confortável, ou encontre o seu próprio ritmo para as respirações profundas.
8. A mulher combina sua velocidade com a do parceiro.
9. Após dois minutos, troquem a liderança de modo que a mulher estabeleça o ritmo da respiração. Instituam um sinal prévio para que saibam quando trocar a liderança. Dê um sinal simples para avisar a sua

amante de que é a vez dela conduzir o qual pode ser um aperto de mão ou um leve toque no ombro ou na bochecha.

10. Continuem, com a mulher na liderança por mais dois minutos. Respirem em harmonia um com o outro e com o universo.

Vocês podem manter os olhos fechados ou abertos durante o exercício, contanto que isso ajude na concentração no momento de combinar a respiração. O foco é tornar natural uma única respiração – executada pelos dois amantes. Sejam pacientes consigo e com o outro.

Troca de olhares

Tempo: dois minutos.

Continuem construindo uma conexão energética íntima com trocas de olhares incondicionais. Hoje, o homem envia a sua adoração primeiro, e a mulher recebe-a com alegria. Depois, ela transmite sua afeição, e ele permite que seu coração se una ao dela.

Pulsação do PC

Tempo: quatro minutos.

Hoje, vocês acrescentaram algo novo à prática, trazendo mais conhecimento e controle quanto à execução. Trata-se de uma leve contração no momento em que estiverem soltando os músculos PC, como se tentassem esvaziar completamente a bexiga ou fazer um movimento recalcitrante das entranhas. Para as mulheres que tiveram filhos, parecerá muito com o trabalho de parto (porém menos árduo!).

Comecem com vinte repetições de "flexione e segure" da pulsação da PC, que vocês aprenderam nos Dias 2 e 3; a seguir, acrescentem vinte repetições de "flexione e empurre".

FLEXIONE E SEGURE

1. Inspirem.
2. Ao fim da inspiração, flexionem os músculos PC.
3. Mantenham os músculos PC contraídos e expirem.
4. Quando terminarem a expiração, relaxem os músculos PC.
5. Repitam o exercício mais dezenove vezes.

FLEXIONE E EMPURRE

1. Inspirem.
2. Ao fim da inspiração, flexionem os músculos PC.
3. Mantenham os músculos PC contraídos e expirem.
4. Quando terminarem a expiração, empurrem gentilmente os músculos PC.
5. Repitam o exercício mais dezenove vezes.

Pensamento do Dia

Leiam em voz alta:

Começar a fazer amor em vez de apenas fazer sexo. Abra-se para dar e receber prazer em vez de fazer por fazer. Abra seu coração. Permita-se sentir as emoções, assim como o prazer físico. Prolongado, o sexo extasiado requer entrega e vulnerabilidade. Dediquem-se a um experimento contínuo e note o quanto vocês se apaixonarão profundamente um pelo outro.

Término da prática

Terminem o quarto dia da prática Tântrica completamente abraçados. Agradeçam um ao outro e a si próprios.

DIA 5

- Leia todo o exercício do dia antes de começar.
- Escolha qual parceiro será o guia do dia.
- Tempo necessário para a leitura e prática dos exercícios: vinte minutos.

Fundamentos

Tempo: três minutos.

Repitam as práticas do fundamento. Caso necessário, refaçam as etapas dos Dias 1 e 2 para refrescar a memória.

Respiração harmonizada consciente

Tempo: seis minutos.

Repitam os exercícios para uma respiração consciente como a que vocês experimentaram no Dia 4, mas, dessa vez, a mulher estabelecerá o ritmo. Primeiro e vocês se deitarão voltados um para o outro em vez de sentarem-se. Se necessário, façam novamente os exercícios de respiração completa dos Dias 2 e 4. Eis aqui um resumo:

1. Deitem-se voltados um para o outro, a mulher sobre o lado direito dela, o homem sobre o lado esquerdo dele. Essa posição ajuda a equilibrar as energias masculinas e femininas.
2. Relaxem os corpos. Os olhos podem estar fechados ou abertos.
3. Respirem, cada um do seu próprio modo, lenta e profundamente por um minuto completo.
4. Coloquem a mão sobre o coração, peito ou abdome de seu amante, onde quer que seja plenamente a própria respiração.

5. Harmonizem a respiração de ambos, inspirando e expirando ao mesmo tempo, pelos próximos quatro minutos.
6. A mulher estabelece o ritmo dos primeiros dois minutos.
7. O homem estabelece o ritmo dos últimos dois minutos.

Troca de olhares

Tempo: dois minutos.

Mais uma vez, abram o coração um para o outro. Ousem ser transparentes. Utilizem o poder da mente para entrarem em harmonia com o resto do mundo e estabeleçam o foco apenas nos envios das emoções mais puras ao seu amante. Hoje, é a vez das damas fazê-lo primeiro.

Pulsação do PC

Tempo: cinco minutos.

Repitam os exercícios de Pulsação do PC que vocês aprenderam nos Dias 2 e 4. E, desta vez, façam o seguinte:

- 25 repetições de "flexione e segure".
- 25 repetições de "flexione e empurre".

Se precisarem, recorram às descrições completas dos exercícios como uma forma de revisão. Fiquem atentos para manter o restante do corpo relaxado.

Pensamento do Dia

Leiam em voz alta:

Assim como a respiração flui, também o faz o orgasmo: a respiração completa, longa e lenta é igual ao orgasmo completo, longo e lento.

Término da prática

Terminem o quinto dia da prática Tântrica com um abraço de corpo inteiro, um agradecimento individual e outro mútuo.

DIA 6

DIA 3 DIA 4 DIA 5 DIA 7 DIA 8 DIA 9

- Leia todo o exercício do dia antes de começar.
- Escolha qual parceiro será o guia do dia.
- Tempo necessário para a leitura e prática dos exercícios: vinte minutos.

Fundamentos

Tempo: três minutos.

Repitam os processos dos fundamentos aprendidos nos Dias 1 e 2.

Troca de olhares

Tempo: dois minutos.

Apaixonem-se profundamente um pelo outro. Nada mais existe além de vocês dois. Hoje, os homens revelam o seu amor primeiro. As mulheres recebem-o com agradecimento e, então, devolvem-o com prazer.

Respiração circular consciente

Tempo: seis minutos.

Hoje, vocês introduzirão outra variação da prática de respiração: o ritmo circular. Quando estiverem adaptados a esses padrões de respiração e puderem acrescentá-los ao namoro, eles os ajudarão a circular e partilhar a energia sexual. Se necessário, revisem as descrições completas de respiração consciente dos Dias 2 e 4.

1. Sentem-se ou deitem-se voltados um para o outro.
2. Comecem respirando profundamente por um minuto e relaxando o abdome de seu

próprio modo para que cada um se harmonize consigo e fora do mundo.

3. Coloquem a mão de um no coração do outro.
4. Comecem a harmonizar a respiração, com o homem estabelecendo a velocidade e a mulher combinando seu ritmo ao dele.
5. Continuem a respirar juntos, inspirando e expirando ao mesmo tempo por dois minutos.
6. Passados os dois minutos, a mulher começa a estabelecer o ritmo mas, desta vez, em vez de inspirar quando ela inspira, o homem aguarda e inspira quando ela expira.
7. Continuem nesse ritmo circular por dois minutos. Conforme a mulher inspira, o homem expira. Conforme a mulher expira, o homem inspira.

Que diferenças, se é que existiram, vocês observaram entre as duas formas de respiração consciente?

Pulsação do PC

Tempo: cinco minutos.

Hoje, vocês acrescentarão outra variação para que a rotina de pulsação traga mais destreza e energia. À medida que expiram, em vez de manter os músculos PC flexionados, procurem relaxá-los rapidamente e contraí-los cinco vezes em um movimento de "agitação". Primeiro, repitam as pulsações de "flexionar e segurar" e "flexionar e empurrar" dos Dias 2 e 4.

1. Façam vinte repetições de "flexionar e soltar".
2. Façam vinte repetições de "flexionar e empurrar".

Agora, acrescentem a "agitação".

AGITAÇÃO

3. Inspirem.
4. Flexionem os músculos PC.
5. Conforme expiram, relaxem rapidamente e contraiam os músculos PC cinco vezes no padrão "agitação".
6. Repitam mais catorze vezes.

Pensamento do Dia

Leiam em voz alta:

Tantra é uma forma de ioga. Ioga significa "união". A ioga Tântrica inclui a união da sexualidade e espiritualidade. Sexo e espírito não são dois aspectos separados para nós. Pelo contrário, o sexo espiritual é um dos modos mais simples de experimentar uma relação mística: a união dentro de si mesmo, com seu parceiro e com o Divino.

Término da prática

Terminem o quinto dia da prática Tântrica, com um abraço de corpo inteiro, um agradecimento individual e outro mútuo. Amanhã, vocês farão a primeira sessão de sexo Tântrico!

DIA 4 DIA 5 DIA 6 **DIA 7** DIA 8 DIA 9 DIA 10

DIA 7

PRIMEIRA SESSÃO DE AMOR TÂNTRICO

Fazer amor sem propósito

- Leiam todo o exercício do dia antes de começar.
- Tempo necessário para a leitura e prática dos exercícios: uma hora
- Apetrechos adicionais necessários:

  - música relaxante, sensual;

  - velas, lâmpada vermelha (opcional).

A maioria das relações sexuais regulares possui um propósito: o orgasmo. Se vocês o alcançarem ao mesmo tempo, é o mesmo que ganhar na loteria; se nenhum de vocês chegar lá, desperdiçaram um tempo que poderia ter sido gasto em outra coisa. O "fazer amor" Tântrico possui uma perspectiva diferente. Não há objetivo, mas um propósito: a união com o seu amante e o Divino por meio de um prazer partilhado. Tal como uma abordagem, traz menos pressão e mais liberdade. Quando vocês deixarem de lado a urgência de atingir o orgasmo, provavelmente descobrirão que terão mais dele e que será mais intenso.

Nesta semana, vocês começarão a jornada em direção ao "sexo sem propósito", com uma prática agradável, alegre e íntima chamada "Descoberta do Corpo Apaixonado". Não é uma massagem nem uma jornada sobre o corpo do parceiro por todos os pontos e com todas as carícias que vocês conhecem. Em vez disso, é uma investigação visual, tátil e lenta de seu companheiro como se fosse a primeira vez que veem o corpo um do outro, ou a última que poderão vê-lo. Vocês não devem tentar chegar a lugar algum. Apenas darão e receberão prazer sem pretender atingir o objetivo específico do orgasmo. De fato, vocês serão encorajados a fazer sexo sem atingir o orgasmo, mas, em vez de abrirem-se a qualquer carga sexual, vocês construirão o restante dentro de vocês, sem ter de fazer qualquer coisa com ela. Tal como uma abordagem, irá por um longo caminho a fim de ajudar a aliviar a pressão por um bom desempenho, que muitos amantes sentem.

Vocês poderão, também, surpreender-se ao descobrir que a "Descoberta do Corpo Apaixonado" pode ser mais relaxante e carinhosa do que o estímulo sexual. Onde quer que isso aconteça, está correto.

Dessa uma hora que irão partilhar, vocês terão aproximadamente vinte minutos para explorar um ao outro, porém, poderão, certamente, estender esse tempo, caso desejem. Também é um ótimo exercício repetir essa ação muitas vezes...

Fundamentos

Tempo: três minutos.

Afastem-se do mundo de modo que o foco esteja no aqui e agora em seus corpos e um no outro. Repitam as práticas dos fundamentos que vocês aprenderam esta semana.

Verificação de compromisso

Tempo: dois minutos.

Conversem a respeito do compromisso que vocês assumiram ao iniciar este programa. Como se sentem ao se esforçarem para viver de acordo com ele? Tem sido fácil ou difícil para vocês? Sejam verdadeiros com suas emoções. Permitam-se sentir tudo e explorem o que quer que seja, tanto a tristeza quanto a felicidade. Honrem um ao outro ao atingir esse estágio na jornada do sexo Tântrico juntos. Bom trabalho!

Troca de olhares

Tempo: dois minutos.

Hoje, primeiro as damas. Mergulhem no coração de cada um de vocês e deixem o amor pelo parceiro deslizar por seus olhos. Os homens continuam em seus mares de emoções.

Descoberta do Corpo Apaixonado

Criem um ambiente sensual para a descoberta do corpo:

- Certifiquem-se de que o quarto está aquecido.
- A iluminação deverá ser brilhante o suficiente para ver claramente, mas, também, suave e delicada para a pele, por exemplo: utilizem velas ou lâmpadas vermelhas.
- Coloquem uma música que os mantenham relaxados e os façam se sentir sensuais.

HOMEM – O EXPLORADOR

Hoje, o homem agirá primeiro como o descobridor, e a mulher a descoberta; depois vocês trocarão os papéis.

Comece perguntando à sua amante o que é permitido:

"Minha amada (ou o nome para sua amante), venho até ti com amor, desejo e com o maior respeito. Posso explorar seu corpo maravilhoso?"

Sua amante responde: "Sim, eu o recebo com amor e confiança".

Vocês podem preparar suas próprias palavras para demonstrar respeito, amor, confiança e proteção. Algumas vezes, o parceiro que as recebe poderá sentir-se envergonhado ou desconfortável com alguma parte do corpo em particular que seja cuidadosamente explorada. Se assim for, é importante estarem abertos e serem honestos. Digam ao outro como se sentem, e respeitem suas limitações.

1. Comece com um olhar carinhoso, suave e lento, com certa distância, da cabeça aos pés e volte novamente. À medida que você olha, diga-lhe coisas agradáveis sobre ela. Lembre-se de que a maioria de nós não está acostumada a olhar intensamente para o todo. Sua parceira pode se sentir desconfortável; convide-a a respirar profundamente, relaxe qualquer tensão no corpo dela e tente sentir a energia vital que vem de seus olhos e penetra-a.

2. Aproxime-se um pouco mais e misture seu olhar com toques. Vá lentamente. Comece com as mãos dela, levantando-as, acariciando suas palmas, afagando-as levemente e, então, chupe gentilmente cada um de seus dedos. Erga-lhe os braços dela, tocando-os levemente com seus dedos, repetindo o caminho com um suspiro e roçando com o nariz. Repita novamente com um lábio, mordiscadas e um movimento rá-

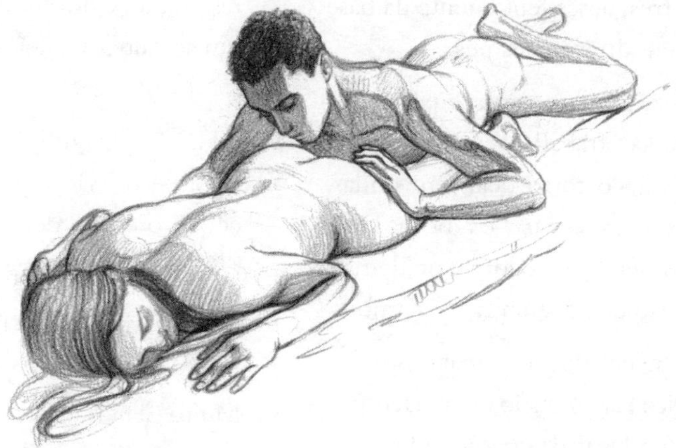

pido, deslizando a língua. A maioria das mulheres gosta que as toquem gentilmente primeiro.

3. À medida que a explora, faça com que sua amante saiba o quanto você sente prazer em fazê-lo. Diga-lhe coisas, emita sons e expressões faciais.

4. Olhem fixamente nos olhos um do outro diversas vezes e sintam a conexão profunda entre os dois.

5. Harmonizem a respiração de ambos, de tempos em tempos. à medida que se descobrem.

6. A partir dos braços dela, mova-se para a cabeça, o pescoço e as orelhas, depois para os olhos, a bochecha, a boca, o queixo e por fim, retorne ao pescoço. Não se apresse. Sinta a pele dela debaixo de suas mãos, o odor de cada uma de suas partes, assim como a respiração e quaisquer sons que ela possa fazer em resposta aos seus toques.

7. Vá da cabeça aos pés dela. Brinque com eles do mesmo modo como fez com as mãos dela. Depois, vá para as pernas. Não se apresse. Seja brincalhão. Foque toda a sua atenção em sua amante e mantenha seu coração aberto.

8. Quando atingir o topo das pernas, gire-a de costas e explore-as com suas mãos, seu nariz e sua boca e, então, com uma com-

binação dos três, desça lentamente da base do pescoço em direção aos pés.

9. Mais uma vez, gire-a e comece pela cavidade do pescoço, trabalhe seus movimentos para baixo, no torso dela, em ondas, utilizando as mãos, o nariz e a boca. Descanse sobre os seios e o abdome, ou demais pontos do torso que deem prazer a ambos.

10. Por fim, dê atenção ao *yoni* dela (este é o termo Tântrico para o órgão genital feminino). O *yoni* é o lugar da criação, a fonte da vida. Explore-o gentilmente com os dedos, a boca e o nariz. Seu objetivo é intensificar o conhecimento para ambos, não para excitá-la (contudo, isso pode acontecer). Não utilize quaisquer toques habituais que você saiba que farão com que ela chegue ao orgasmo. Se um, ou ambos, ficarem sexualmente excitados, tentem relaxar e permaneçam excitados. É claro, vocês têm sempre a escolha de atingir o orgasmo, mas estejam encorajados a experimentar a sensação de uma investida sexual mais intensa.

11. Finalizem com um abraço completo: da cabeça aos pés, por dois minutos. Sintam os corações baterem. Combinem os ritmos de respiração. Com amor e respeito, agradeçam um ao outro, e então mudem de posição.

MULHER – A DESCOBRIDORA

1. Peça permissão ao seu parceiro para descobrir o corpo dele.

2. Comece com olhares apaixonados e lentos. Diga-lhe quais prazeres você quer do corpo dele. Seja audaciosa e confiante.

3. Muito lentamente, comece a explorá-lo com toques, trabalhando de fora para dentro: primeiro os dedos, depois as mãos e então os braços. Use suas mãos, cabelos, nariz, lábios, língua e dentes. Toque-o de várias formas: desde as mais simples e delicadas as mais firmes e decididos.

4. Olhe nos olhos dele.

5. Combine o ritmo da respiração de ambos.

6. Diga-lhe o quanto você está se deleitando na exploração.

7. A partir dos braços, mova-se para o rosto, a cabeça e o pescoço, com ternura e brincadeiras. Então, vá para os pés e suba pelas pernas dele; lenta, muito lentamente, saboreando, cheirando e apertando.

8. Peça-lhe para virar de bruços e investigue-o a partir dos pés, com encanto e deleite.
9. Mais uma vez, mova-o de modo que fique deitado sobre as costas, e comece da cavidade do pescoço, desça pelo torso, o peito e o abdome e chegando até a virilha. Com amor, respeito e um coração puro, dirija-se para o *lingam* dele, o pênis ou "vara", na perspectiva Tântrica. Preste atenção nos testículos e no períneo (o "ponto G", entre os testículos e o ânus). Esta é a parte mais importante do corpo sexual dele, uma parte que você conhecerá intimamente nas próximas semanas.
10. Se ele ficar muito bravo, peça-lhe para relaxar, respirar e simplesmente sentir a carga de energia que ele está construindo. É um ótimo começo para o trabalho com a energia sexual. Do mesmo modo que a mulher, também há a opção pelo orgasmo, mas, o que acontecerá se ele não o tiver?

Pensamento do Dia

Leiam em voz alta:

Considerem o sexo não apenas como o prazer da fricção entre os corpos, mas, em vez disso, como a principal troca de energia. Quando o orgasmo muda de algo estritamente genital para algo que vocês experimentam com o corpo todo, isto é, quando vocês experimentam o orgasmo por todas as partes do corpo, como dos dedos dos pés ou os ombros, ou ainda o pênis, quando vocês são atacados por ondas de orgasmos e não podem dizer a quem elas pertencem, (se a você ou ao seu parceiro) saibam, então, que o sexo não está se tornando chato. Este é o afetuoso sexo autoritário compartilhado. Ele requer uma combinação de tempo, atenção e aventura que vocês praticam juntos por toda a vida.

Término da prática

Terminem com um abraço completo, da cabeça aos pés, por dois minutos. Sintam seus corações baterem. Combinem o ritmo da respiração de ambos. Com amor e respeito, agradeçam um ao outro.

Se tiverem tempo, conversem a respeito da experiência. Como vocês se sentiram ao explorar e serem explorados? De que vocês gostaram na prática? Houve algo de que não gostaram?

A "Descoberta do Corpo Apaixonado" é uma prática que vocês podem repetir muitas vezes. Se estiverem realmente concentrados, ela será completamente diferente toda vez.

SEMANA 2

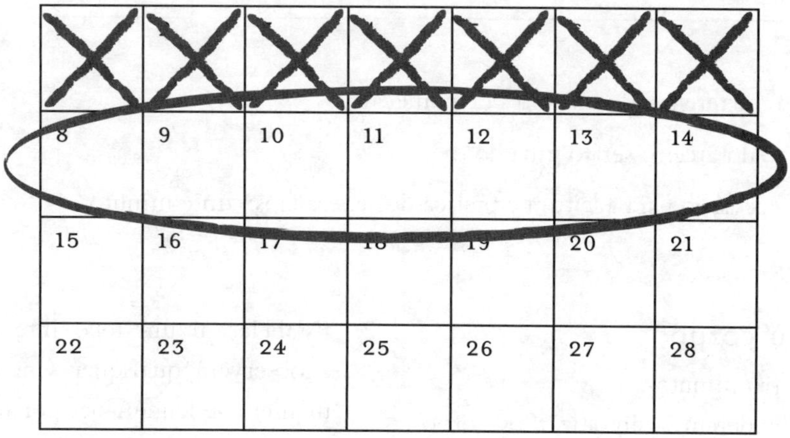

Na segunda semana, vocês construirão e refinarão as habilidades básicas que aprenderam na última semana. Vocês também focarão em conhecimentos plenos mais favoráveis de seus corpos e suas respostas, em especial, por meio do sentido do toque.

DIA 8

- Leia todo o exercício do dia antes de começar.
- Escolha qual parceiro será o guia do dia.
- Tempo necessário para a leitura e prática dos exercícios: vinte minutos.

Análise do corpo

Tempo: quatro minutos.

Se vocês aprenderam a sintonizar os corpos durante a prática da respiração consciente, primeiro pela contração e depois pelo relaxamento dos diferentes grupos de músculos; agora, com a análise do corpo, vocês simplesmente prestarão atenção a diferentes partes do organismo de vocês. O exame corporal dirá se vocês estão tensos (física, mental, emocional ou energeticamente) em qualquer parte do corpo. Quando terminarem o exame, utilizem os fundamentos para afastar qualquer tensão.

1. Sentem-se confortavelmente, fechem os olhos e respirem profundamente uma vez.
2. Estabeleçam um foco intencionalmente e observem quaisquer sensações; movimentem-se lentamente por meio do corpo, como indicado abaixo. Pode ser útil dizer cada parte em voz alta:

   pé esquerdo
   perna esquerda
   pé direito
   perna direita
   pelve
   coluna lombar
   coluna torácica
   abdome
   plexo solar e abdome superior
   peito
   mão esquerda

braço esquerdo
mão direita
braço direito
ombros
pescoço e garganta
cabeça

3. Vão direto aos fundamentos depois de concluírem a análise.

Fundamentos

Tempo: três minutos.
Repitam os fundamentos aprendidos nos Dias 1 e 2.

Troca de olhares

Tempo: dois minutos.
Os homens abrem o coração primeiro hoje. As mulheres respondem.

Pulsação do PC e combinação de respiração

Tempo: oito minutos.
Hoje, vocês combinarão o relaxamento e a respiração consciente com compressões PC rítmicas. Vocês aprenderão a contrair e relaxar os músculos PC enquanto respiram em um fluxo lento e profundo. Não combinem a pulsação do PC com o padrão de respiração. Flexionem e relaxem os músculos PC independentemente da inspiração e expiração.

Para pulsações PC, façam o seguinte:

- vinte repetições de "flexionar e soltar";
- vinte repetições de "flexionar e empurrar";
- quinze grupos de cinco repetições de "agitações".

1. Sentem-se confortavelmente.
2. Durante dois minutos, respirem profunda e completamente.
3. Continuem a respirar desse modo lento e profundo à medida que acrescentam as compressões PC rítmicas.
4. Continuem a respirar até que tenham completado 55 compressões; dois conjuntos de vinte e um conjunto de quinze. Não tenham pressa nas compressões. Esforcem-se para mantê-las na mesma velocidade que utilizaram na semana passada, mesmo que respirem em ritmos diferentes.

É possível que, inicialmente, vocês possam considerar essa mudança difícil. Conheçamna de maneira simples, sem julgamentos ou frustrações, e voltem para a respiração contínua. Deem a si um abraço mental de encorajamento. Vocês estão aprendendo a habilidade Tântrico mais importante: manter os corpos relaxados e a respiração enquanto contraem um grupo de músculos específicos.

Pensamento do Dia

Leiam em voz alta:

É difícil estar totalmente presente a todo momento. A mente de ambos quer distrair-se com pensamentos do futuro e do passado, e das possibilidades e interpretações. Seus corpos sabem o que é real e o que é o agora. Ouçam seus corpos, que os ajudarão a estar verdadeiramente presentes, não apenas durante a prática Tântrica ou durante o namoro, mas nas demais vezes também. Tentem fazê-lo por mais de um minuto por hora, diariamente, e observem a diferença que faz.

Término da prática

Terminem o oitavo dia da prática Tântrica juntos, com um abraço de corpo inteiro, um agradecimento individual e outro mútuo.

Preparação para o amor Tântrico Segunda Sessão

A próxima sessão de amor Tântrico, no Dia 14, é a "Cerimônia de Introdução", na qual vocês transformarão o espaço regular das sessões de sexo em um espaço sagrado. Vocês precisarão de alguns materiais, assim, se começarem a providenciá-los no decorrer desta semana, no Dia 14 os terão prontos. Aqui, está uma lista dos itens. Não é necessário tê-los todos de uma única vez. Vocês desejarão ser criativos e espontâneos na cerimônia, sem rigidez. Obtenham o que lhes é atrativo e podem ter facilmente. Divirtam-se.

- velas;
- flores ou plantas novas;
- peças largas de roupas levemente coloridas e macias — como retalhos de tecidos, sarongues, lençóis de cama ou edredons;
- incenso, erva-doce, ou essências em difusores;
- instrumentos sonoros cerimoniais: um tambor, chocalho, um vaso tibetano, repiques e címbalos;
- música espiritual, romântica ou sensual;
- óleos de banho, espuma ou géis.

DIA 9

- Leia todo o exercício do dia antes de começar.
- Escolha qual parceiro será o guia do dia.
- Tempo necessário para a leitura e prática dos exercícios: vinte minutos.
- Apetrechos adicionais necessários: óleo de massagem, travesseiros e toalha.

Análise do corpo e fundamentos

Tempo: quatro minutos.

1. Sentem-se confortavelmente, fechem os olhos e respirem profundamente uma vez.
2. Por dois minutos, examinem o corpo de ambos dos pés à cabeça, do mesmo modo que devem relembrar a prática de ontem.
3. Preparem-se por dois minutos.

Troca de olhares

Tempo: dois minutos.

Os homens enviam seus sentimentos primeiro, as mulheres depois.

Pulsação do PC e combinação de respiração

Tempo: seis minutos.

1. Façam três respirações profundas e completas.
2. Comecem a pulsação do PC enquanto respiram.
3. Façam um total de 55 apertos de PC: vinte "flexionar e soltar", vinte "flexionar e empurrar" e quinze grupos de "agitações". Se necessário, releiam as instruções do dia anterior.

Massagem no pé para ela

Tempo: cinco minutos.

Embora vocês possam considerar a massagem algo para o corpo todo e que leva tempo, é possível obter grandes benefícios com apenas poucos minutos de atenção dispensado às partes específicas do corpo. As mãos e os pés são espelhos de todo o organismo; massageando-os, vocês podem sentir muito melhores.

1. A mulher estica-se na cama ou no sofá, confortavelmente apoiada em travesseiros.
2. Você segura o pé dela com cuidado em seu colo, com uma toalha cobrindo-o para absorver os óleos.
3. Coloque o óleo em suas mãos e esfregue-as com força, para aquecê-los.
4. Pegue um pé com as mãos, e, com os polegares, acaricie-o firmemente até do topo

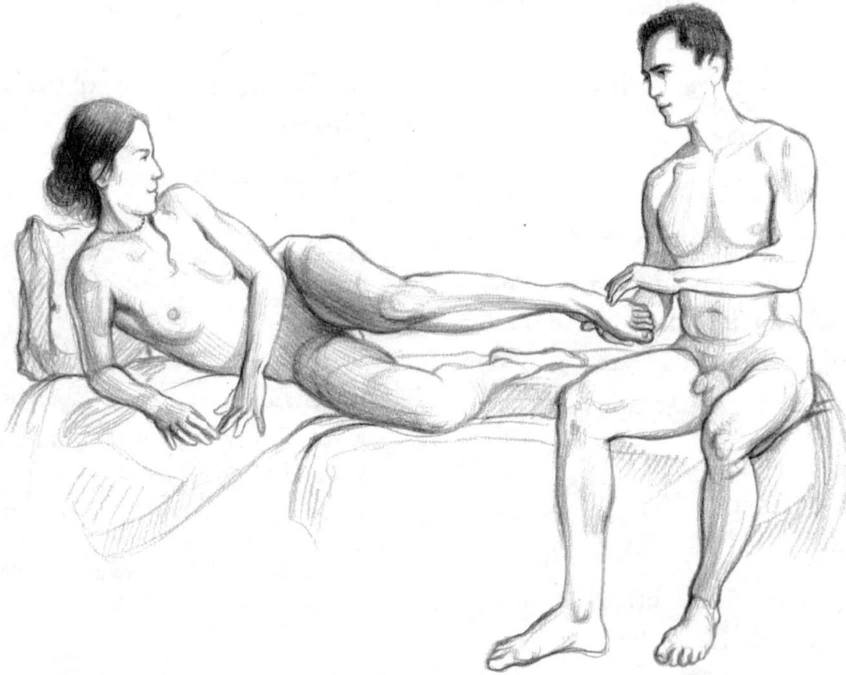

do pé, dos dedos ao tornozelo. Deslize os polegares de volta do tornozelo até os dedos, com um toque mais leve. Repita o movimento três vezes no topo do pé. Certifique-se de que utiliza uma pressão que a agrade.

5. Repita essas carícias quatro vezes, com os polegares na parte inferior do pé dela, dos dedos ao calcanhar e volte novamente.
6. Cubra o calcanhar com uma mão e segure a parte acolchoada do pé com a outra. Muito lenta e delicadamente, gire o tornozelo dela duas vezes para a esquerda e duas vezes para a direita.
7. Segurando o pé dela em uma mão, use a outra para alongar os dedos. Um a um, segure-os entre seu polegar e o indicador e deslize pelo comprimento, puxando-os gentilmente. Repita, mas desta vez esfregue o dedão do pé entre o polegar e o indicador, conforme o puxa. Quando estiver alongando e esfregando cada dedo do pé, deslize o seu indicador por dois dedos, agitando-o um pouco, a medida que faz o movimento. Por fim, faça círculos com as pontas de seus dedos no fim de cada dedo dela.
8. Termine com carícias firmes dos no topo e na sola do pé duas vezes, nos dedos ao tornozelo, e duas vezes nos dedos ao calcanhar.
9. Agora, faça tudo novamente no outro pé dela.

Pensamento do Dia

Leiam em voz alta:

Na realização do sexo sagrado, vocês passam a liderança um para o outro. Ambos aprendem a alegria sem igual de dar e receber, tomando, conscientemente, as regras de receptividade e ação.

Término da prática

Terminem o nono dia da prática Tântrica juntos, com um abraço de corpo inteiro, um agradecimento individual e outro mútuo.

DIA 10

- Leia todo o exercício do dia antes de começar.
- Escolha qual parceiro será o guia do dia.
- Tempo necessário para a leitura e prática dos exercícios: vinte minutos.
- Itens adicionais necessários: óleo de massagem, travesseiros e toalha.

Análise do corpo e fundamentos

Tempo: quatro minutos.

1. Examinem o corpo durante um minuto. Tentem fazer um exame mais rápido hoje.
2. Preparem-se durante três minutos.

Troca de olhares

Tempo: dois minutos.

A mulher extravasa primeiro o seu amor. O homem recebe-o alegremente e retribui.

Pulsação do PC e combinação de respiração harmonizada

Tempo: seis minutos.

Hoje, vocês combinarão os contrações do PC com a respiração harmonizada com seu parceiro.

1. Sentem-se ou deitem-se confortavelmente, voltados um para o outro.
2. A mulher estabelece o ritmo da respiração.
3. O homem acompanha-a, combinando inspiração por inspiração e expiração por expiração.
4. Após cinco respirações juntos, cada um de vocês começa as pulsações PC. Façam 55:

duas sessões de vinte e, de quinze. Tentem manter o ritmo da respiração com seu parceiro conforme fazem o exercício. Seus apertos não devem combinar apenas a respiração.

Massagem no pé para ele

Tempo: cinco minutos.
Hoje, ela faz a massagem no pé. Repita as etapas do dia anterior.

Pensamento do Dia

Leiam em voz alta:

Conheçam seu próprio corpo como um templo divino de amor, condutor da alma e manifestação do Deus e da Deusa. Torne-o o verdadeiro lar no corpo, a vontade, pacífico e confortável em sua própria pele.

Término da prática

Terminem o décimo dia da prática Tântrica juntos, com um abraço de corpo inteiro, um agradecimento individual e outro mútuo.

DIA 11

DIA 8 DIA 9 DIA 10 **11** DIA 12 DIA 13 DIA 14

- Leia todo o exercício do dia antes de começar.
- Escolha qual parceiro será o guia do dia.
- Tempo necessário para a leitura e prática dos exercícios: vinte minutos.
- Itens adicionais necessários: óleo de massagem, travesseiros e toalha.

Análise do corpo e fundamentos

Tempo: quatro minutos.

1. Examinem o corpo durante um minuto.
2. Preparem-se durante três minutos.

Troca de olhares

Tempo: dois minutos.
Damas primeiro, cavalheiros depois.

Pulsação do PC e combinação de respiração harmonizada

Tempo: seis minutos.
Repitam as respirações harmonizadas com seu parceiro conforme repetem 55 pulsações do PC rítmicas. Hoje, o homem estabelece o ritmo. Lembrem-se: tentem permanecer no ritmo da respiração com seu amante, conforme fazem os apertos a seu modo.

Massagem nas costas para ele

Tempo: cinco minutos.

1. O homem deita-se de bruços. Se ele estiver vestido durante a prática, terá de tirar a camisa de modo que fique nu da cintura para cima.
2. Você sobe em seu quadril, na direção da cabeça.

3. Despeje um pouco de óleo de massagem nas mãos e aqueça-as, esfregando-as vigorosamente.
4. Comece pela pelve e, com os calcanhares das palmas das mãos, acaricie lenta e firmemente as costas dele em cada lado da coluna. Em geral, os homens gostam de mais pressão, assim, acaricie com o peso de seu corpo. Pergunte-lhe quanto de pressão ele deseja.
5. Nos ombros dele, vire as mãos de modo que seus dedos apontem na direção dos braços do seu parceiro. Deslize suas mãos pelas costas em direção à pelve dele.
6. Repita mais nove vezes.
7. Comece na base, faça círculos com seus polegares diretamente para cima ou ao lado da coluna. Continue no pescoço até a base do crânio.
8. Massageie a parte superior dos ombros dele, a partir da parte externa do pescoço, pressionando com força com os polegares ou os dedos.
9. Repita cinco vezes: na coluna até o pescoço e então ao longo dos ombros.
10. Termine com mais três carícias longas, como você fez no começo.

Pensamento do Dia

Leiam em voz alta:

Massagem é relaxante e sensual. Ela reduz o stress, aumenta a circulação, relaxa os músculos e mantém a pele flexível. Um presente esplêndido para ser dado ao outro.

Término da prática

Terminem o 11º dia da prática Tântrica juntos, com um abraço de corpo inteiro, um agradecimento individual e outro mútuo.

DIA 12

- Leia todo o exercício do dia antes de começar.
- Escolha qual parceiro será o guia do dia.
- Tempo necessário para a leitura e prática dos exercícios: vinte minutos.
- Itens adicionais necessários: óleo de massagem, travesseiros e toalha.

Análise do corpo e fundamentos

Tempo: quatro minutos.

1. Examinem o corpo durante um minuto.
2. Preparem-se durante três minutos.

Troca de olhar

Tempo: dois minutos.
Ele lança a troca de olhar e ela acompanha.

Pulsação do PC e combinação de respiração circular

Tempo: sete minutos.
Você respirará no ritmo de seu parceiro, enquanto os dois repetem 55 pulsações PC. Desta vez, no entanto, vocês utilizarão o padrão de respiração circular.

1. Sentem ou deitem-se voltados um para o outro.
2. Relaxem os corpos.
3. A mulher estabelece o ritmo. Ela inspira, ele expira.
4. Ela expira, ele inspira.
5. Após cinco respirações juntos, comecem as pulsações do PC. Tentem permanecer no mesmo ritmo de respiração juntos. Se vocês se perderem, não se preocupem. Tranquilizem-se e comecem.

Massagem nas costas para ela

Tempo: cinco minutos.

Repitam a prática de ontem, com ela recebendo a massagem no final. Em geral, as mulheres gostam de menos pressão do que os homens durante a massagem, sendo assim, certifique-se de perguntar a ela o quanto de pressão deseja.

Pensamento do Dia

Leiam em voz alta:

Apesar da crença popular, não é obrigação de seu amante proporcionar-lhe o êxtase sexual. Não é questão de quão atento ou hábil ele possa ser, é apenas uma questão de você se permitir ou não estar plenamente aberto ao prazer sexual, para que alcance o ápice da felicidade durante orgasmo.

Término da prática

Terminem o 12º dia da prática Tântrica juntos, com um abraço de corpo inteiro, um agradecimento individual e outro mútuo.

DIA 13

DIA 10 DIA 11 DIA 12 **13** DIA 14 DIA 15 DIA 16

- Leia todo o exercício do dia antes de começar.
- Escolha qual parceiro será o guia do dia.
- Tempo necessário para a leitura e prática dos exercícios: vinte minutos.
- Itens adicionais necessários: óleo de massagem, travesseiros e toalha.

Analise do corpo e fundamentos

Tempo: quatro minutos.

1. Examinem o corpo durante um minuto.
2. Preparem-se durante três minutos.

Troca de olhares

Tempo: dois minutos.
Hoje, ela conduz ao caminho para o amor. Ele a acompanha com alegria.

Pulsação do PC e combinação de respiração circular

Tempo: seis minutos.
Repita a respiração circular de ontem junto com 25 pulsações PC. Hoje, o homem conduz.

Toques delicados

Tempo: seis minutos.
Hoje, vocês se entregarão requintadamente "com direito" a toques delicados no pescoço, nas orelhas e no rosto. Vocês utilizarão os dedos, a respiração e os lábios.

1. Primeiro, o homem. Explore lenta e hesitantemente o rosto de sua amante, apenas com as pontas dos dedos. Toque-a com tanta delicadeza como se fosse a asa de

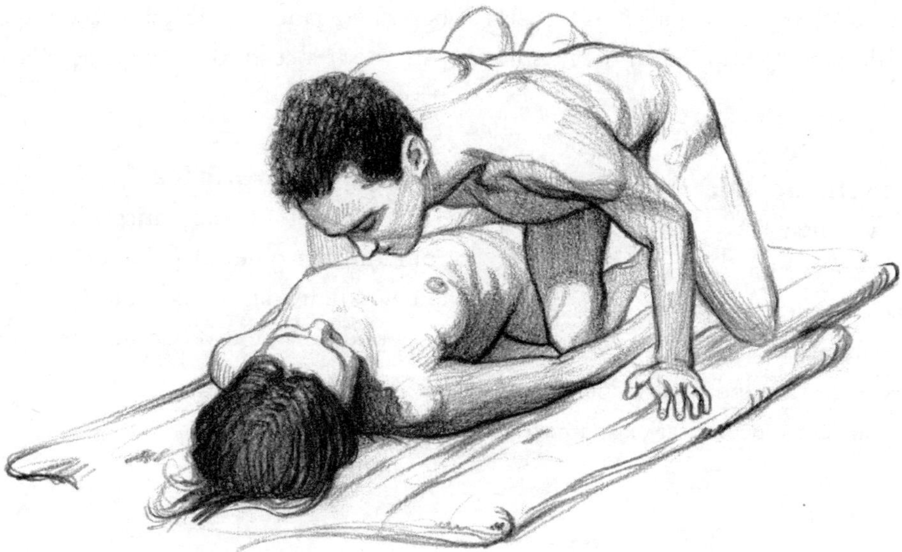

uma borboleta. Trace a curva do maxilar dela, a linha da bochecha, o torcer do lábio dela e o arco da sobrancelha dela.

2. Depois, trilhe seus dedos levemente abaixo da cavidade do pescoço e ao longo das laterais dele e das orelhas dela.
3. Com as partes das digitais em seus dedos, massageie as orelhas do lóbulo para cima, e então volte.
4. Aproxime sua boca da orelha dela. Sussurre seu nome e uma ou duas palavras de carinho, tal como "Eu estou totalmente apaixonado por você" ou "Você é a mulher mais maravilhosa" ou "Amo tocá-la e a agradeço por isso". Ofereça suas palavras carinhosas em um ouvido e depois no outro.
5. Com os lábios ligeiramente abertos, beije delicadamente a região que vai das orelhas ao pescoço e ao redor da cavidade da garganta.
6. Cubra o rosto dela amavelmente com suas mãos, lentamente, muito lentamente. Gentilmente, beije-lhe a testa, os olhos e por fim, a boca.

7. Troquem os papéis. Agora é a vez dela banhá-lo com afeição. Sigam os mesmos passos.

Pensamento do Dia

Leiam em voz alta:

Exatamente como corpos que almejam uma ingestão nutritiva, vocês precisam de nutrição sensual: as propriedades do toque para o realce da vida e da boa saúde. O estímulo sensual (em especial carícias, abraços e beijos) envia uma cadeia de reações químicas para avisar a cérebro do que é agradável, nutritivo e bom.

Término da prática

Terminem o 13º dia da prática Tântrica juntos, com um abraço de corpo inteiro, um agradecimento individual e outro mútuo. Amanhã é o segundo dia de diversão; há coisas maravilhosas para ambos.

DIA 11 DIA 12 DIA 13 **DIA 14** DIA 15 DIA 16 DIA 17

DIA 14

SEGUNDA SESSÃO DE SEXO TÂNTRICO

Cerimônia Introdutória

- Leiam todo o exercício do dia antes de começar.
- Tempo necessário para a leitura e prática dos exercícios: duas horas.
- Itens adicionais necessários: vide a lista fornecida no Dia 7.

O sexo Tântrico inclui cerimônia e ritual para ajudá-los a lembrar que este é o sexo que vai além do físico. O ritual atinge profundamente o seu interior, para o reino do espírito. Ele os ajuda a abrir-se para o mistério divino da vida. Se, a princípio, vocês estão um pouco envergonhados ou apreensivos em participar de cerimônias de namoro, lembrem-se de que estão em uma jornada de aprendizado. Deixem de lado as dúvidas e ajam para apoiar o aprendizado de ambos. Divirtam-se com ele também.

Análise do corpo e fundamentos

Tempo: quatro minutos.

1. Examinem o corpo por um minuto.
2. Preparem-se por três minutos.

Verificação de compromisso

Tempo: dois minutos.

Conversem a respeito do compromisso assumido por vocês no início deste programa. Está sendo difícil ou fácil mantê-lo? Elogiem um ao outro pelos esforços que têm empreendido para alcançar este meiotermo no plano do êxtase. Vocês são maravilhosos!

Troca de olhares

Tempo: dois minutos.

Primeiro, ele se funde a ela com seu olhar fixo. Ela se junta a ele com alegria.

Criação do espaço sagrado

Tempo: 25 minutos.

Vocês podem transformar qualquer espaço que escolherem em um lugar sagrado — o quarto, o cantinho, uma barraca ou um quarto de hotel. Tudo o que é necessário está na intenção, e uns poucos itens acrescentam beleza e sensualidade.

1. Com pensamentos focados na criação de uma atmosfera sensual e especial para a hora do amor, decorem o espaço com os itens que providenciaram durante a semana. Não se apressem. Fiquem atentos à luz de cada vela ou a vaso de flores ao criado-mudo. Vocês estão construindo o cenário para o amor espetacular.
2. Quando terminarem de arrumar o quarto da maneira que desejem, chegou o momento de santificá-lo com a cerimônia. Uma das cerimônias mais simples, mais elegantes e mais poderosas é esta:

a. Andem em volta do espaço três vezes, no sentido anti-horário.

b. À medida que andam, digam em voz alta qualquer coisa que não desejem dentro de vocês ou do quarto. Por exemplo, digam: "Fora medo" ou "Fim da separação" ou "Eu elimino o julgamento e me garanto". Ao falar fora de seu tom, vocês dão às palavras mais poder do que se apenas pensassem nelas.

c. Agora caminhem três vezes ao redor do espaço no sentido horário, digam em voz alta o que gostariam de convidar para dentro do espaço: "Paixão" ou "Eu convido o mistério e a admiração" ou "União no amor e no deleite sexual", e assim por diante.

d. Vocês podem acrescentar à cerimônia instrumentos sonoros como tambores e sinos; podem purificar o espaço com incenso, erva-doce ou cedro.

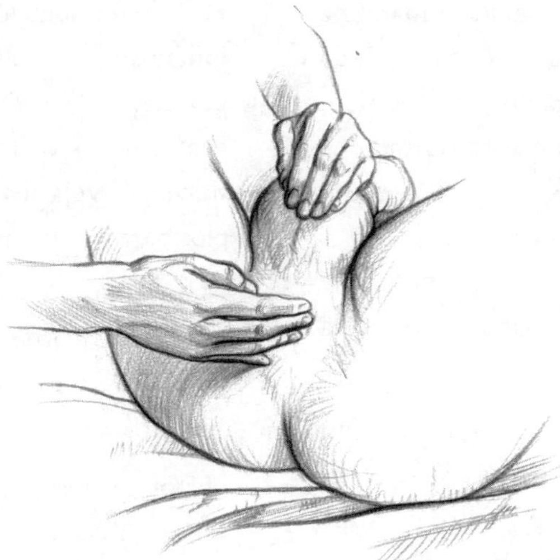

Banho abençoado

Tempo: 25 minutos.

Agora que os corações estão abertos e o quarto está pronto, é hora de preparar o corpo. O banho é um ritual sagrado em muitas culturas e representa uma parte especial na relação sexual.

- O banho a ser tomado em conjunto, em uma banheira, se possível, com velas, bolhas ou óleos. Se vocês não têm uma banheira, tomem uma ducha juntos. Cada um lava o corpo e o cabelo do outro. Sejam eróticos, sensuais e apaixonados.
- Lavar não é apenas tirar a sujeira física, mas também a sujeira psíquica e energética, qualquer coisa que o impeça de amar a si mesmo e a seu parceiro completamente.
- Quando terminarem o banho, cada um seca o outro com ternura e prazer. Apliquem loção ou perfume um no corpo do outro. Preparem-se para mais prazeres, que estão por vir.

Massagem no períneo

Tempo: três minutos.

Em algum momento, juntos após o banho, após se beijarem, durante o relacionamento sexual a mulher fará uma breve massagem no períneo de seu parceiro. Isso ajuda a manter a glândula prostática relaxada e move o calor da energia sexual dele para fora do órgão genital, fazendo com que assim, ele vá até o fim.

- Ele se deita com a barriga para cima e com as pernas afastadas. Um travesseiro sob os quadris inclinará a pelve para cima; de modo que você tenha mais acesso a esta região.
- Pressionando o períneo firmemente com as pontas dos dedos, massageie-o com movimentos circulares, primeiro em uma direção e depois na outra. Você pode utilizar óleo ou lubrificante se preferir, mas não é necessário.

O convite

Tempo: três minutos.

Honre a natureza de seu amor convidando seu parceiro a participar deste momento de prazer com você.

1. Após o banho, retornem ao quarto sagrado.
2. Vocês podem vestir roupões ou permanecerem nus.
3. Hoje, o homem convidará sua amante para juntar-se a ele na celebração de seu amor por meio da união sexual. Suas palavras exatas não são importantes; sua intenção sincera é. Veja abaixo alguns breves exemplos para estimular seu próprio convite.

- "Minha adorável Deusa, gostaria de lhe mostrar o quão especial você é para mim, o quanto a adoro e a desejo. Serias minha amante?"
- "Estou ansioso para tocá-la, abraçá-la, fazer amor com você. Você celebrará nosso amor comigo?"
- "Você é tão maravilhosa e *sexy*. Amo você como um louco. Posso lhe mostrar o quanto você significa para mim? Farás amor comigo?"

Beijo

Tempo: quinze minutos.

Lembrem-se de que vocês poderiam "brincar" por horas. Construam o desejo e uma energia sexual realmente alta com quinze minutos de beijos apaixonados. Vocês podem acariciar os cabelos, braços, costas e ombros. Vocês podem

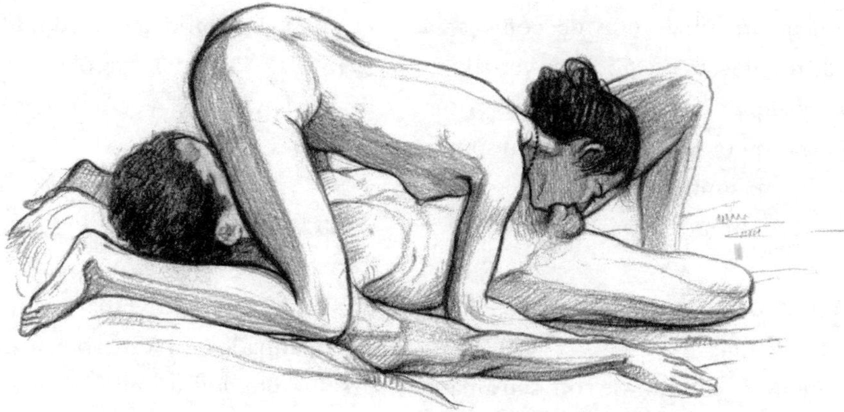

mordiscar as orelhas, chupar o pescoço, mas mantenham as mãos e bocas afastadas das zonas quentes, dos seios e órgãos sexuais.

Relação sexual — Manual e Oral

Tempo: trinta minutos.

Após beijarem-se, movam-se para o prazer do outro como vocês mais gostam: manualmente, oralmente ou por meio da relação. Muitas vezes, o sexo aponta para o começo do fim. Os amantes continuam até o homem ejacular; depois, muitas vezes, a relação está no fim. Os amantes Tântricos determinam o auge, depois param, estabilizam e circulam sua energia, então determinam outro auge, e assim por diante. Na próxima semana, vocês aprenderão sobre a circulação da energia da mas hoje terão o sabor desses auges. Duas vezes, enquanto fazem amor, quando a excitação estiver alta, parem e respirem por três minutos.

- Na primeira vez, ainda deitados juntos e respirando em harmonia, inspirando e expirando juntos, o homem estabelece o ritmo. Agitem os músculos PC conforme respiram.
- Na segunda vez, a mulher estabelece o ritmo. Respirem no ritmo circular, inspirando e expirando opostamente um ao outro. Agitem os músculos PC conforme respiram.

Arrumem um sinal antes de começar as práticas de respiração. Ele pode ser verbal, um toque ou qualquer coisa que seja mais clara e possível para ambos. Por exemplo, um simples "Vamos respirar juntos agora" ou três toques sobre o ombro direito do parceiro.

Pensamento do Dia

Leiam em voz alta:

A sua intenção é fundir-se com seu amante em todos os aspectos: corpo, mente, coração e alma; não apenas corpo. Assim, vocês abrem-se para a possibilidade de conexão com todos os níveis e livram-se do objetivo do orgasmo físico, na verdade, vocês começam a ter mais sensações como essa.

Término da prática

Terminem o momento de amor sagrado com um agradecimento verbal de um para outro, acompanhado por um abraço da cabeça aos pés durante dois minutos. Conversem sobre a experiência, em especial, sobre o que foi bom para vocês, e incorporem a respiração consciente na atividade sexual. Caso não tenham tempo agora, conversem a respeito depois.

SEMANA 3

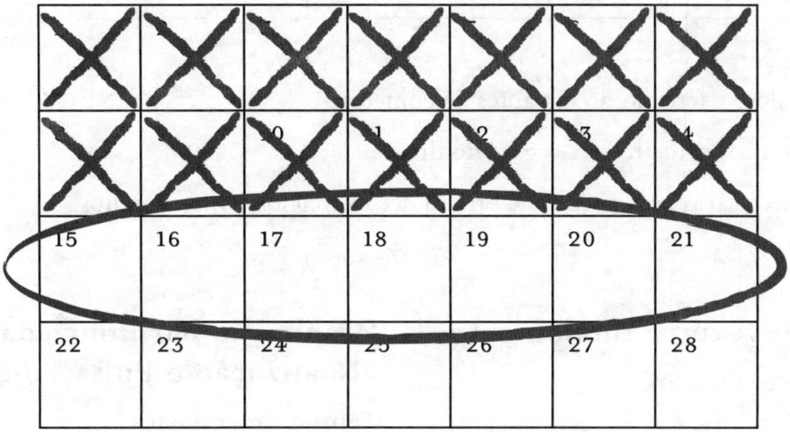

Parabéns! Vocês atingiram a metade da prática. Esta semana vocês aprenderão a construir uma carga energética alta e como movê-la através do corpo. Vocês acrescentarão visualizações, sons e movimentos para a respiração consciente e as compressões do PC.

DIA 15

DIA 12 DIA 13 DIA 14 DIA 16 DIA 17 DIA 18

- Leiam todo o exercício do dia antes de começar.
- Escolham qual parceiro será o guia do dia.
- Tempo necessário para a leitura e prática dos exercícios: vinte minutos.

Análise do corpo e fundamentos

Tempo: quatro minutos.

1. Examinem o corpo durante um minuto.
2. Preparem-se durante três minutos.

Troca de olhares

Tempo: dois minutos.

A partir deste ponto, vocês decidirão entre vocês quem terá o primeiro olhar apaixonado, em vez de termos que lhes dizer. Decidam qual parceiro iniciará "Troca de olhar" antes de vocês começarem qualquer uma das práticas diárias.

Respiração harmonizada, visualização e Pulsação do PC

Tempo: seis minutos.

Hoje, vocês acrescentarão visualizações para a prática da respiração. Vocês imaginarão o fluxo de energia através dos corpos, conduzindo a onda de sua respiração.

1. Sentem-se ou deitem-se confortavelmente voltados um para o outro. Fechem os olhos.
2. Com a mulher estabelecendo o ritmo, comecem a harmonizar a respiração, inspirando e expirando ao mesmo tempo. Façam cinco respirações juntos.

3. Na sexta respiração, conforme vocês inspiram, foquem no amor que trazem no corpo de vocês. A respiração os conduz através do centro de seus corpos, do nariz, para a garganta, para o coração, o plexo solar, o abdome e, por fim, os órgãos genitais. Imaginem-a como uma luz dourada, como uma onda de calor.
4. Conforme vocês expiram, o brilho, a onda dourada do amor, cresce a partir dos órgãos genitais e passa através do abdome, plexo solar, coração e garganta. Ela flui para fora através do seu nariz em direção ao seu parceiro e para o universo.
5. Continuem inspirando e expirando amor.
6. Na 11ª respiração, acrescentem as compressões do PC. A ação de pulsação aumenta a intensidade da sensação e ajuda a dispersar a energia do amor por todo o seu corpo. Façam 55 compressões, como fizeram na semana passada. Combine sua respiração com a de seu parceiro. Suas compressões PC devem ser feitas de acordo com sua própria velocidade.
7. Caso vocês percam o ritmo em qualquer parte do processo, retornem suavemente com um abraço mental de encorajamento.

O poder do som

O som conduz energia. Ele livra as obstruções e o ajuda a controlar-se. Façam barulho para abrir o centro de energia da garganta — o centro de criatividade. O som vibra seu corpo, movimenta-o mais livremente em direção ao prazer do orgasmo.

Hoje, vocês experimentarão três exercícios breves para ajudá-los a começar o processo de provocar som conscientemente durante a relação sexual. Levantem-se para fazer estes exercícios. Vocês podem estar lado a lado ou voltados um para o outro; seja como for, será mais fácil para vocês se estiverem focados.

Hummmmm

Tempo: um minuto.

1. Inspirem profunda e lentamente através do nariz.
2. Expirem lentamente através do nariz. Mantenham a boca fechada.
3. Conforme vocês expiram, façam o som "hummmmm".
4. Repitam o exercício mais quatro vezes. Sintam a vibração.

Ahhh

Tempo: um minuto.

1. Inspirem profunda e lentamente através do nariz.
2. Expirem lentamente através da boca.
3. Conforme vocês expiram, façam um lento som "ahhh". Soltem-o do fundo do abdome. Sintam-no no corpo à medida que vocês o soltam. Este é o som antigo da Grande Mãe.
4. Repitam o exercício mais quatro vezes.

Om

Tempo: dois minutos.

"Om" é o som essencial da força criativa do cosmos. Conforme vocês entoam "om," sua energia harmoniza com a energia universal. Para entoar o "om," vocês o dividem em três sons que se sucedem: "Ahhh, ohhh, mmmm."

1. Inspirem profunda e lentamente.
2. Expirem através da boca em três fases suaves, do seguinte modo:
   a. Façam o som "ahhh," sentindo-o vir do fundo de seu abdome.
   b. Mudem-no para "ohhh," sentindo-o fluir a partir do coração.
   c. Terminem com "mmmm," vibrando-o na garganta.
3. Repitam o exercício mais nove vezes.

Pensamento do Dia

Leiam em voz alta:

Naturalmente, algumas pessoas produzem sons durante a relação sexual. Para outras, é muito difícil fazê-los no início, mas com prática vocês se sentirão mais livres. À medida que se excitarem cada vez mais, façam muitos sons. Vocês podem gemer, bufar, gritar, berrar, entoar, cantar, rosnar e fazer sons de animais. Quanto mais sons altos e fortes vocês fizerem, mais energia sexual esse som alto conduzirá, para cima e longe do órgão genital.

Término da prática

Terminem o 15º dia da prática Tântrica juntos, com um abraço de corpo inteiro, um agradecimento individual e outro mútuo.

DIA 16

- Leiam todo o exercício do dia antes de começar.
- Escolham qual parceiro será o guia do dia.
- Tempo necessário para a leitura e prática dos exercícios: vinte minutos.
- Item adicional necessário: música com uma batida rítmica lenta e constante para o balanço pélvico (opcional).

Análise do corpo e fundamentos

Tempo: quatro minutos.

1. Examinem o corpo durante um minuto.
2. Preparem-se durante três minutos.

Troca de olhares

Tempo: dois minutos.

Respiração harmonizada, visualização e Pulsação do PC

Tempo: seis minutos.

Repitam do mesmo modo que fizeram ontem, mas com duas diferenças: hoje, o homem estabelece o ritmo da respiração. Acrescentem os sons "hummmmm" conforme vocês expiram (veja a prática de "hummmmm" de ontem).

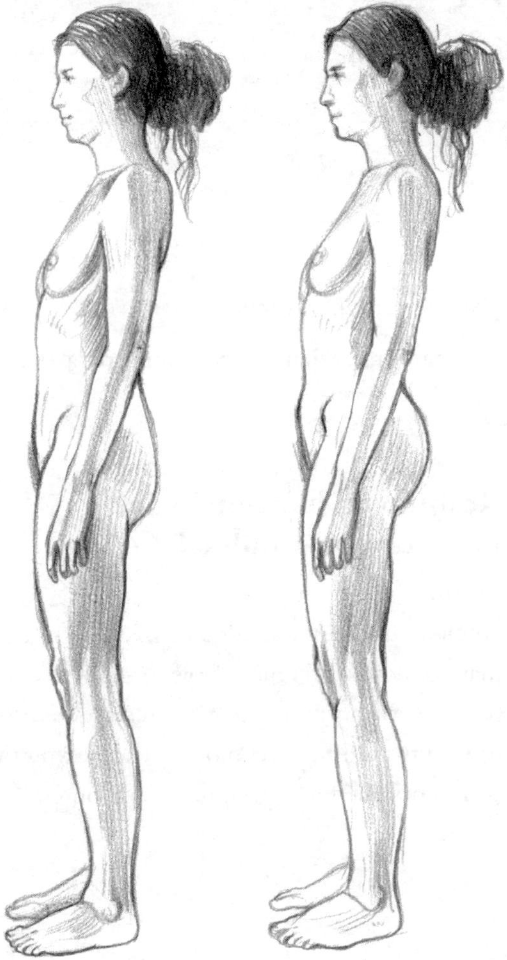

Balanço Pélvico

Tempo: três minutos.

Uma pelve solta joga grande parte da energia do movimento através de seu corpo e intensifica sua resposta de orgasmo. Os músculos que ligam o cóccix ao quadril podem ficar enrijecidos com a falta de uso. O balanço pélvico os solta novamente. Enquanto o movimento pode parecer sutil, como aparece aqui, ele deve ser marcado: incline a pelve distintamente para trás, depois a estale para frente (Ou ela poderá não ser tão sutil: veja o exemplo de John Travolta em *Grease*).

Caso esteja ouvindo música para este exercício, comece-o agora.

1. Fiquem em pé lado a lado, afastados pelo menos cinquenta centímetros um do outro, ambos voltados para a mesma direção.

2. Afastem os pés na largura dos ombros, curvem os joelhos levemente e coloquem as mãos nos quadris. Os olhos podem ficar abertos ou fechados, vejam o que funciona melhor para vocês.

3. Balance a pelve para frente e para trás, deixando-a balançar livremente: esta é uma versão vertical dos movimentos dinâmicos da relação. A parte superior do

corpo permanece relaxada e parada, e os pés plantados no chão, conforme a ponta da pelve volta rapidamente e estala secamente para frente.

4. Depois de trinta segundos, acrescentem a respiração ao balanceio. Expirem conforme movem a pelve para frente. Inspirem quando a balançam para trás. Inspirem através do nariz. Expirem através da boca.
5. Após mais trinta segundos, acrescentem as compressões PC para o balanceio e a respiração. Contraiam os músculos PC conforme inclinam a pelve para frente e expiram. Relaxem os músculos PC à medida que balançam a pelve para trás e inspiram.
6. Trinta segundos depois, acrescentem sons para expirar. Façam um forte "ahhh" pela boca. Soltem-no bem do fundo dos órgãos sexuais e do abdome. Sintam o som magnífico que é conduzido através do corpo com toda a agitação.
7. Quando terminarem o movimento, fiquem em pé, parados, por um momento, respirem lentamente, e façam um rápida análise do corpo. O que vocês observaram? Se vocês ficaram tontos durante o exercício, diminuam a velocidade.

Pensamento do Dia

Leiam em voz alta:

Primeiro, o aprendizado disciplinado das práticas sexuais sagradas podem parecer difíceis, inconfortáveis ou assustadoras. Há quase sempre um sentido de frustração, pelo qual os aprendizes podem concluir: "Isto não funciona. Não consigo fazê-lo. É muito difícil". Eles querem desistir. Mas com persistência e um pouco de fé, alcança-se um novo progresso e eles, finalmente, dizem: "Consegui". Quando você diz "consegui", o que parecia ridiculamente complexo, e dificilmente impossível, torna-se fácil, assim como andar de bicicleta. Uma vez que vocês conseguiram fazê-lo, poderão fazê-lo sempre, pois nunca esquecerão.

Término da prática

Terminem o 16º dia da prática Tântrica juntos, com um abraço da cabeça aos pés e agradeçam um ao outro e a si.

DIA 17

DIA 14 DIA 15 DIA 16 DIA 18 DIA 19 DIA 20

- Leiam todo o exercício do dia antes de começar.
- Escolham qual parceiro será o guia do dia.
- Tempo necessário para a leitura e prática dos exercícios: vinte minutos.
- Item adicional necessário: música com uma batida rítmica lenta e constante para o balanço pélvico (opcional).

Análise do corpo e fundamentos

Tempo: quatro minutos.

1. Examinem o corpo durante um minuto.
2. Preparem-se durante três minutos.

Troca de olhares

Tempo: dois minutos.

Respiração circular, visualização e Pulsação do PC

Tempo: seis minutos.

1. Sentem ou deitem-se voltados um para o outro. Os olhos podem estar abertos ou fechados, da maneira que vocês estejam melhor focados.
2. Com a mulher estabelecendo o ritmo, comecem uma respiração circular. Conforme ela inspira, ele expira. Completem cinco respirações desse modo.
3. Ao começar a sexta respiração, ao mesmo tempo em que inspiram, foquem na interiorização do amor para seus corpos, por meio do nariz em direção à genitália, em uma onda dourada de luz que cavalga na respiração.
4. Conforme vocês expiram, essa onda dourada de amor cresce dos órgãos genitais,

passando para fora através do nariz em direção ao seu parceiro.

5. Continuem inspirando e expirando amor. Façam os sons "hummmmm" conforme expiram.
6. Na 11ª respiração, acrescentem as pulsações PC. Continuem a respirar com seu parceiro no padrão circular, mas façam individualmente 55 compressões em qualquer combinação que queiram.

Balanço Pélvico

Tempo: três minutos.

Repitam a prática do dia anterior.

Pensamento do Dia

Leiam em voz alta:

Tantra diz respeito a abertura e transformação. Como a maioria dos caminhos espirituais, o sexo sagrado ensina uma disciplina da mente e do corpo. Ele faz, assim, em meio ao prazer e liberando dentro dos aspectos sensuais do viver.

Término da prática

Terminem o 17º dia da prática Tântrica juntos, com um abraço de corpo inteiro, um agradecimento individual e outro mútuo.

DIA 18

- Leiam todo o exercício do dia antes de começar.
- Escolham qual parceiro será o guia do dia.
- Tempo necessário para a leitura e prática dos exercícios: vinte minutos.
- Item adicional necessário: música com uma batida rítmica lenta e constante para o balanço pélvico (opcional).

Análise do corpo e fundamentos

Tempo: quatro minutos.

1. Examinem o corpo durante um minuto.
2. Preparem-se durante três minutos.

Troca de olhares

Tempo: dois minutos.

Respiração circular, visualização e Pulsação do PC

Tempo: cinco minutos.

Repitam as práticas do dia anterior com as seguintes variações:

- Hoje, façam 45 compressões do PC: três conjuntos de quinze.
- O homem dita o ritmo.

Balanço pélvico com som e visualização

Tempo: cinco minutos.

1. Fiquem em pé lado a lado. Mantenham os pés afastados na largura do ombro, inclinem os joelhos levemente, coloquem as mãos sobre os quadris. Os olhos podem ficar abertos ou fechados, vejam o que funciona melhor para vocês.
2. Balancem a pelve para trás e para frente. Expirem pela boca conforme vocês inclinam a pelve para frente. Inspirem pelo nariz à medida que balançam a pelve para trás.
3. Após trinta segundos, acrescentem pulsações PC ao balanceio, e relaxem conforme vocês balançam para trás.
4. Depois de mais trinta segundos, acrescente o som: "ahhh". Deixe-o vir de suas entranhas enquanto expiram.
5. Trinta segundos depois, acrescentem visualização com balanço, respiração, agitação e som.
    - Conforme vocês balançam para frente e se agitam, visualizem-se enviando uma bola de luz dourada do órgão genital até o meio do corpo, no centro do abdome, cinco ou dez centímetros abaixo do umbigo. Coloquem as mãos no abdome para ajudá-los a focar. Façam cinco balanços pélvicos e respirações, enviando a luz dourada a partir do órgão genital.
    - Para os próximos cinco balanços, respirações, compressões e sons, enviem a bola dourada do órgão genital através do abdome para o plexo solar para o centro do corpo, logo abaixo da caixa torácica. Coloquem as mãos sobre essa área para ajudá-los a estabelecer o foco.
    - Para os próximos cinco balanços, respirações, compressões e sons, enviem a bola dourada do órgão genital através do abdome e do plexo solar para o centro do coração para o meio do corpo, entre os seios (entre os mamilos para os homens). Coloquem as mãos sobre essa área para ajudá-los a estabelecer o foco.
    - Para os próximos cinco balanços, enviem a bola dourada do órgão genital através do abdome, do plexo solar e do

coração para o centro da garganta, para o meio da garganta. Coloquem as mãos sobre esta região para ajudá-los a estabelecer o foco.

- Para os próximos cinco balanços, enviem a bola dourada do órgão genital através do abdome, do plexo solar, do coração e da garganta para o centro do terceiro olho (o meio da testa, logo acima das sobrancelhas). Coloquem as mãos no local para ajudá-los a estabelecer o foco.
- Para os próximos cinco balanços, enviem a bola dourada do órgão genital através do abdome, do plexo solar, do coração, da garganta e do terceiro olho para o centro de energia da coroa no topo da cabeça, bem no meio. Coloquem as mãos no centro de energia para ajudá-los a estabelecer o foco.
- Para os próximos cinco balanços, enviem a bola dourada do órgão genital através do abdome, do plexo solar, do coração, da garganta, do terceiro olho e da coroa para o cosmos acima de vocês. Mantenham as mãos acima da cabeça para ajudá-los a estabelecer o foco.

6. Parem de se mover e diminuam a respiração.
7. Fiquem em pé, parados por um minuto, enquanto examinam o corpo. Depois, mentalizem a energia, enviando-a para baixo através do corpo para a Terra. Mantenham a calma, força e vitalidade sensual para fluir dentro de vocês.

Pensamento do Dia

Leiam em voz alta:

Mantenham a boa forma sexual por toda vida com uma prática diária de balanço pélvico e pulsação do PC. Vocês ganharão músculos fortes, melhoras na circulação e aumento de sensibilidade.

Término da prática

Terminem o 18° dia da prática Tântrica juntos, com um abraço de corpo inteiro, um agradecimento individual e outro mútuo.

DIA 19

- Leiam todo o exercício do dia antes de começar.
- Escolham qual parceiro será o guia do dia.
- Tempo necessário para a leitura e prática dos exercícios: vinte minutos.
- Item adicional necessário: música com uma batida rítmica lenta e constante para o balanço pélvico (opcional).

Análise do corpo e fundamentos

Tempo: quatro minutos.

1. Examinem o corpo durante um minuto.
2. Preparem-se durante três minutos.

Troca de olhares

Tempo: dois minutos.

Respiração circular, visualização e Pulsação do PC

Tempo: cinco minutos.
Repitam exatamente a prática do dia anterior, mas hoje a mulher estabelece o ritmo.

Balanço pélvico com o parceiro em pé

Tempo: cinco minutos.

- Repitam as etapas da prática de balanço pélvico do dia anterior, mas hoje fiquem em pé voltados para o seu parceiro, mas distantes cerca de cinquenta centímetros.
- Olhem um para o outro com um olhar suave conforme vocês balançam juntos.
- A mulher estabelece o ritmo. O homem combina o balanço, respiração, agitação, sons e movimentos das mãos com os dela. Ambos inspiram e expiram ao mesmo tempo.

- Quando terminarem o balanceio, fiquem em pé parados, diminuam a respiração, fechem os olhos e façam um Análise do corpo e dos fundamentos durante um minuto.

Pensamento do Dia

Leiam em voz alta:

O sexo sagrado vai além da cama, ajudando os parceiros a se abrirem totalmente um para o outro na confiança e no amor através de todas as facetas do relacionamento. O próprio relacionamento se torna um veículo para o crescimento espiritual e conhecimento pessoal. Conforme vocês aprendem a abrir-se para si e para o seu próprio amante interior, também se abrem naturalmente para aqueles ao seu redor. Comece a entender que entregar-se não significa ser submisso ou perda der o eu, mas, em vez disso, expanda o amor para algo que seja muito maior do que você.

Término da prática

Terminem o 19° dia da prática Tântrica juntos, com um abraço de corpo inteiro, um agradecimento individual e outro mútuo.

DIA 20

DIA 17 DIA 18 DIA 19 DIA 21 DIA 22 DIA 23

- Leiam todo o exercício do dia antes de começar.
- Escolham qual parceiro será o guia do dia.
- Tempo necessário para a leitura e prática dos exercícios: vinte minutos.
- Item adicional necessário: música com uma batida rítmica lenta e constante para o balanço pélvico (opcional).

Análise do corpo e fundamentos

Tempo: quatro minutos;

1. Examinem o corpo durante um minuto.
2. Preparem-se durante três minutos.

Troca de olhares

Tempo: dois minutos.

Respiração circular, visualização e pulsação do PC

Tempo: cinco minutos.
Repitam exatamente a prática do dia anterior, mas, hoje, o homem estabelece o ritmo.

Balanço pélvico com o parceiro

Tempo: cinco minutos.
Repitam as etapas da prática de balanço pélvico do dia anterior, mas, hoje, o homem dita o ritmo.

Pensamento do Dia

Leiam em voz alta:

Poucas coisas podem ser tão importantes para sua felicidade quanto um relacionamento que satisfaça do princípio ao fim, que seja saudável; uma sexualidade apaixonada é uma das mais importantes chaves para o sucesso do relacionamento. Igualmente importante, o compromisso em um relacionamento de longo prazo parece ser essencial para criar uma legitimidade moral para um sexo apaixonado. A receita simples, mas não necessariamente fácil, é: compromisso de relacionamento + sexo apaixonado = felicidade duradoura. Mas lembrem-se: o sexo bom é muito mais do que corpos se esfregando deliciosamente juntos. É também confiança, intimidade e comunicação.

Término da prática

Terminem o 20º dia da prática Tântrica juntos, com um abraço de corpo inteiro, um agradecimento individual e outro mútuo.

DIA 21

TERCEIRA SESSÃO DE SEXO TÂNTRICO

Energia do movimento

- Leiam todo o exercício do dia antes de começar.
- Tempo necessário para a leitura e prática dos exercícios: três horas.
- Itens adicionais necessários:
  - itens para a criação do espaço sagrado (veja lista do Dia 7);
  - cinco velas e fósforos ou isqueiro;
  - óleos ou loções de massagens;
  - música para o balanço pélvico (opcional);
  - travesseiros firmes para se sentar.

Hoje, vocês experimentarão como construir uma alta carga sexual através do estímulo manual e oral. Quando vocês alcançarem um pico de excitação sexual, em vez de liberar essa energia em um orgasmo comum, vocês brincarão, movendo-o através do corpo. Quando a carga construída estiver alta o suficiente, todo o corpo poderá se tornar orgástico, dependendo da sensibilidade da energia, que pode acontecer hoje ou pode demorar algum tempo para vir. Não se condene. Ria de si a respeito disso. Não projete para um resultado específico; divirta-se na jornada. Esteja focado completamente no momento, abra o coração para o seu amante e experimente completamente quaisquer que sejam as sensações que chegam até você.

Análise do corpo e fundamentos

Tempo: quatro minutos.

1. Examinem o corpo durante um minuto.
2. Preparem-se durante três minutos.

Verificação de compromisso

Tempo: dois minutos.

Conversem entre si a respeito do compromisso que assumiram no início deste programa. Está mais fácil para vocês manterem a prática à medida que prosseguem, ou está mais difícil? Vejam quanto vocês alcançaram nesse curto período. Vocês são magníficos!

Troca de olhares e convite

Tempo: três minutos.

Após os dois minutos de troca de olhares, a mulher convida o homem para embarcar nesta aventura amorosa com ela.

Criação do espaço sagrado

Tempo: 25 minutos.

Criem seu espaço sensual sagrado para a relação sexual. Retomem as instruções do Dia 14, caso precisem se recordar.

- Como parte das atividades do dia, vocês farão uma massagem um no outro; certifiquem-se de incluir uma massagem em sua organização.
- Incorporem um convite nesta maravilhosa jornada do despertar Tântrico como parte do ritual de criação do espaço.
- Vocês podem incluir a caminhada na cerimônia do círculo da última semana, ou deixe-a fora e procedam diretamente para o ritual de hoje.

As cerimônias das quatro direções

As cerimônias das quatro direções são parte de muitas tradições de celebração. Esta é uma versão que vocês podem utilizar para purificar o quarto dos amantes e trazer as qualidades associadas com as direções dentro do jogo sexual.

1. Coloque uma vela no perímetro do quarto em cada uma das quatro direções: norte, sul, leste e oeste.
2. Movam-se para o centro do quarto. Um de vocês segura a quinta vela enquanto o outro a acende. Esta vela representa a Fonte a luz da vida, a energia universal. Vocês acenderão as outras quatro velas com esta, em turnos. No momento em que as acendem, digam juntos, lenta e plenamente: "Com esta luz nos ligamos à Fonte, ao poder do Todo, para o nosso Eu Maior e o Divino".

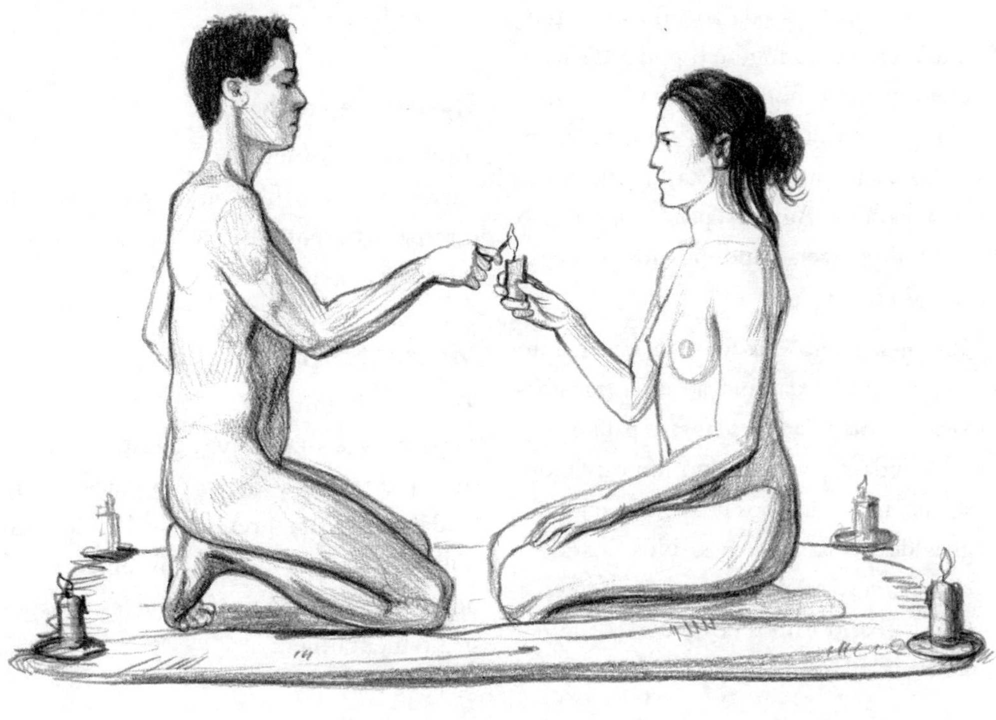

3. Movam-se para a vela ao leste. O leste representa o elemento ar e o poder da mente: ideias, inspiração e comunicação. Virem-se para o leste ao mesmo tempo que acendem a vela e digam juntos: "Com esta luz, trazemos inspiração para nosso tempo de amantes. Comunicamo-nos clara e honestamente. Utilizamos o poder da nossa mente para focar nossos pensamentos neste momento mágico aqui e agora, juntos".
4. Movam-se para a vela ao sul, que representa o elemento fogo e o poder da ação: desejo, paixão, poder e vontade. À medida que se voltam para o sul e acendem a vela, digam juntos: "Esta luz incendeia nossa paixão. Agimos para criar união através do prazer. Fundimo-nos no alegre ardor do desejo".
5. Movam-se para a vela ao oeste; o elemento água e o poder da emoção e da transformação. À medida que se viram para o oeste e acendem a vela, digam juntos: "Com esta luz, mergulhamos profundamente nas águas de nossas emoções. Nós nos atrevemos a ser vulneráveis, transparentes e verdadeiros. Abrimos nosso coração livremente e plenamente um ao outro".
6. Movam-se para a vela ao norte; o elemento terra e o poder do corpo, a realidade física dos sentidos. Conforme vocês se voltam para o norte e acendem a vela, digam juntos: "Com esta luz, despertamos todos os nossos sentidos. Permitimos que nossos corpos doem e recebam prazer ilimitado. Oferecemos nosso corpo um ao outro como dádivas divinas do êxtase".
7. Terminem esta cerimônia com um abraço cordial.

Banho sagrado

Tempo: 25 minutos.

Partilhem um banho ou ducha juntos, alegre e respeitosamente. Recorram ao Dia 14 para refrescar a memória.

Massagem recíproca

Tempo: 45 minutos.

Massagem é uma atividade amorosa e sensual que relaxa a mente e o corpo, além de ajudá-los a estar presentes e ligados um ao outro. A energia flui mais livremente através do corpo quando vocês estão descansados física e mentalmente.

1. Inicialmente, ela faz uma massagem nele. Vocês podem retornar às instruções para uma massagem nos pés, que foram apresentadas no Dia 9 e as instruções para massagem nas costas apresentada no Dia 11, caso vocês não estejam certos sobre como se tocarem. Crie um ritmo de modo que você cubra totalmente o corpo dele em vinte minutos. Aqueça a loção de massagem nas mãos antes de aplicá-la no corpo dele. Um ponto muito importante para a massagista recordar: foque no envio do seu amor através das mãos à medida que você esfrega, amassa e o acaricia. Esteja presente!
2. Comece com ele deitado de costas e trabalhe a partir dos pés subindo até a cabeça. Faça movimentos longos, acariciando firmemente o corpo dele, utilizando os dedos, polegares, palmas e a mão toda. Em geral, os homens gostam de um pouco de pressão, especialmente sobre os grupos de músculos largos: coxas, glúteos, costas e ombros. Peça-lhe que lhe diga o quanto deseja de pressão e velocidade e quais regiões quer que receba mais atenção.
3. Peça-lhe que gire o corpo e deite-se sobre as costas, trabalhando por todo o corpo dele, dos pés à cabeça. Massageie começando pela parte de baixo, de modo a relaxar os músculos, mas também dar-lhe vigor para as atividades sexuais que virão.
4. Troquem os papéis. Ele faz, e ela recebe. Muitas vezes, as mulheres gostam de menos pressão que os homens, assim, certifiquem-se de se comunicarem claramente.

Balanço pélvico com o parceiro sentado

Tempo: quatro minutos.

Comecem construindo sua carga com o balanço pélvico. Hoje, vocês ficarão sentados.

Sentem-se virados um para o outro sobre travesseiros firmes, com as pernas cruzadas confortavelmente. Os joelhos podem se tocar caso queiram.

Com a mulher ditando o ritmo, repitam os passos que vocês aprenderam anteriormente: balanceio, respiração harmonizada, agitação, produção de sons, olhares fixos, posicionamento das mãos e o envio de energia dourada através do corpo.

Quando concluírem o balanceio, não dispersem a energia. Levem-na com vocês para a próxima prática.

Construção e movimento da energia sexual quente

Tempo: uma hora.

Vocês terão turnos de prazer um com o outro, manualmente e depois oralmente, para construir e mover sua carga sexual. Ele dá prazer a ela primeiro, manualmente.

1. Certifique-se de começar com beijos e carícias nas extremidades dela: pés, mãos, ombros, pescoço, orelhas e boca. Depois trabalhe para dentro dos pontos quentes. As mulheres possuem todas as zonas erógenas no corpo que, em geral, precisam ser estimuladas antes do *yoni* despertar para o prazer do toque.
2. Quando você chegar à genitália dela, "brinque" também de fora para dentro. Com muitos toques leves, tocando implicantemente as dobras da virilha dela, o ânus, o períneo, os lábios externos e internos, antes de estimular o clitóris ou introduzir um dedo. Talvez ela queira que você utilize algum lubrificante: saliva, lubrificante à base de água ou o próprio suco vaginal dela (que é a melhor opção).
3. Se você não tem certeza de como ela gosta que o clitóris seja acariciado, peça-lhe para mostrar ou dizer-lhe. Quando você considera uma carícia particularmente prazerosa, continue fazendo exatamente do mesmo modo. Não mude nada a velocidade, pressão, o local, a menos que ela lhe peça.
4. Ajude-a a construir um ponto alto do despertar sexual. Antes que ela tenha um orgasmo, faça o seguinte:

- Pare com o estímulo, mas mantenha as mãos gentilmente sobre o *yoni* dela, envie-lhe amor por meio de seu toque. Isso pode melhorar se ela lhe disser quando parar. "Agora" é um sinal simples.
- Peça-lhe para fazer um contato visual e combine-o em ritmo de respiração harmonizada e lenta.
- Durante um minuto, ela manterá o corpo relaxado à medida que agita os músculos do PC, enviando a carga quente pelo corpo dela.
- Ela visualiza uma luz dourada pulsando pelo corpo a cada agitação.

- Para ajudar a mover a energia, ela também correrá as mãos levemente pelo próprio corpo, a partir do *yoni* passando pelo topo da cabeça.

5. Descansem parados por um momento, respirando em harmonia. Sintam a ligação entre vocês e a energia divina que flui.

A seguir, ela dá prazer manualmente a ele.

1. A cabeça, ou glande, do pênis é muito mais sensível do que a haste, que possui muito menos extremidades nervosas. Conforme você a acaricia manualmente, mude a localização, velocidade e pressão de suas carícias para construir a excitação dele em um ritmo administrável.
2. Tente uma combinação de seis curtas carícias firmes ao longo da haste, com seis longas carícias mais soltas que começam na base do *lingam* e deslizam ao longo de toda a extensão, passando por fora da cabeça. Faça um movimento de giro delicado, o "saca-rolhas", conforme você desliza passando pela cabeça.
3. Certifique-se de prestar atenção apaixonada aos testículos, ao períneo e ao ânus.
4. Ajude-o a construir um pico de despertar sexual. Antes que ele tenha um orgasmo, faça o seguinte:

- Pare com o estímulo, mas mantenha as mãos gentilmente sobre o órgão genital dele, envie-lhe amor em seu toque. Isso pode melhorar se ele lhe disser quando parar. "Agora" é um sinal simples.
- Peça-lhe para fazer contato visual e combine-o em ritmo de respiração harmonizada e lenta.
- Por um minuto, ele manterá o corpo relaxado à medida que agita os músculos do PC, enviando a carga quente através do corpo dele.
- Ele visualiza uma luz dourada pulsando pelo corpo a cada agitação.
- Para ajudar a mover a energia, ele também correrá as mãos levemente pelo corpo a partir do *lingam* passando pelo topo da cabeça.
- Descansem parados por um momento, respirando em harmonia juntos. Sintam a sua ligação e a energia divina fluindo.

Repitam a sequência com prazer oral, primeiramente para ela e depois ele.

Caso queiram ter um orgasmo, após a prática do movimento de energia, sigam em frente, escolhendo o método que quiserem. Mas ele os ajudará no aprendizado somente se vocês experimentarem conduzir essa carga sexual em vez de liberá-la imediatamente em um orgasmo focado nos órgãos sexuais. Se vocês não quiserem alcançá-lo, mas um de vocês veio a ter, o outro também pode se soltar e acompanhar o parceiro. Não se condenem. Vocês estão aprendendo o domínio sexual, e isso leva tempo. Celebrem cada orgasmo. Riam. Abracem-se. O aprendizado torna-se mais fácil quando nos divertimos juntos.

Massagem no períneo para ele

Tempo: dois minutos.

Faça-lhe uma massagem no períneo para dispersar qualquer energia excessiva que possa ter se acumulado no órgão genital. Isso é muito importante, se ele escolheu não terminar esta sessão de relação sexual com uma ejaculação.

Pensamento do Dia

Leiam em voz alta:

Embora o sexo Tântrico dure diversas horas, isso não significa que vocês tenham uma atividade de intercurso durante todo o tempo. A relação é apimentada por toques, sexo oral e por um silencioso abraço um ao outro em silêncio. É uma boa ideia para um homem permitir que sua ereção diminua a cada trinta minutos, com o propósito de trocar o fornecimento de sangue e recarregar os níveis hormonais.

Término da prática

Terminem o período de amor sagrado com um agradecimento verbal um ao outro, seguido de um abraço da cabeça aos pés, durante dois minutos. Conversem a respeito da experiência, em especial como foi ter adiado o orgasmo e o esforço de mover a energia sexual. Caso não tenham tempo agora, conversem a respeito depois.

SEMANA 4

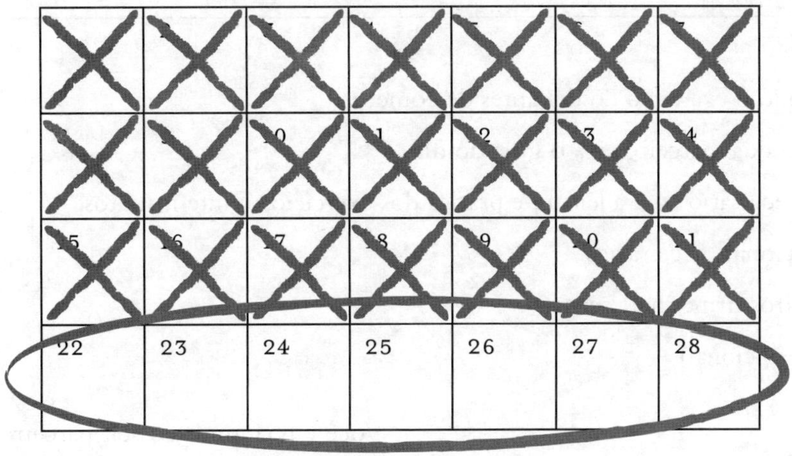

Esta semana vocês continuarão construindo sua energia e começarão a aprender a trocá-la com seu parceiro. Uhu!

DIA 22

- Leiam todo o exercício do dia antes de começar.
- Escolham qual parceiro será o guia do dia.
- Tempo necessário para a leitura e prática dos exercícios: vinte minutos.
- Itens adicionais necessários:
  - travesseiros firmes para sentar
  - música (opcional)

Análise do corpo e fundamentos

Tempo: quatro minutos.

1. Examinem o corpo durante um minuto.
2. Preparem-se durante três minutos.

Troca de olhares

Tempo: dois minutos.

Falando de amor

Tempo: cinco minutos.

Você envia amor ao seu parceiro através dos olhos. Agora, vocês o dirão em palavras. À medida que conversam, vocês também agitarão os músculos PC da maneira que escolherem. Isso ajuda a tornar o agito do PC uma atividade automática que vocês podem fazer enquanto seu foco principal estiver em outro lugar; um talento que vocês desenvolverão para ajudá-los a movimentar sua energia durante a relação sexual.

1. Com os olhos fechados, reflitam durante um minuto sobre quanto o seu com-

panheiro significa para você. Levem em consideração que seu parceiro possui as melhores qualidades, os atributos que você respeita e admira e os elementos que atiçam seu desejo.

2. Abra os olhos e segure as mãos um do outro.
3. O homem fala primeiro. Durante dois minutos, ele diz à sua amante tudo o que está em seu coração. Ele agita os músculos do PC enquanto fala, mas mantém o foco em seus sentimentos por ela.
4. A mulher fala e agita em seguida.

Balanço pélvico com os parceiros sentados

Tempo: cinco minutos.
Repitam os exercícios do dia anterior, com as seguintes variações:

O homem dita o ritmo.

Façam uma análise de corpo por um minuto e mentalizem, em seguida, o balanço pélvico.

Pensamento do Dia

Leiam em voz alta:

Quando olhar para seu parceiro, procurem pelo melhor. Busquem os aspectos mais elevados, maiores e mais gloriosos, em especial quando estiverem perto de fazer amor. Procurem pelo Deus e pela Deusa atrás dos olhos dele ou dela. Vocês poderão dizer muitas vezes ao seu parceiro(a) o(a) quanto o admira. Ouçam as qualidades maravilhosas que seu parceiro vê em você, muitas vezes inspirando-o a trazer esses aspectos à tona.

Término da prática

Terminem o 22º dia da prática Tântrica juntos, com um abraço de corpo inteiro, um agradecimento individual e outro mútuo.

DIA 23

- Leiam todo o exercício do dia antes de começar.
- Escolham qual parceiro será o guia do dia.
- Tempo necessário para a leitura e prática dos exercícios: vinte minutos.
- Itens adicionais necessários:
  - travesseiros firmes para sentar
  - música (opcional)

Análise do corpo e fundamentos

Tempo: quatro minutos.

1. Examinem o corpo durante um minuto.
2. Preparem-se durante três minutos.

Troca de olhares

Tempo: dois minutos.

Balanço pélvico com o parceiro sentado

Tempo: quatro minutos.

Repitam os exercícios do dia anterior, com as seguintes variações:

- A mulher dita o ritmo.
- Quando vocês terminarem o balanço, não façam a análise do corpo; em vez disso, movam-se diretamente para a próxima prática.

Círculo de energia no *Yab Yum*

Tempo: cinco minutos.

Hoje, vocês experimentarão a energia cíclica entre vocês no *Yab Yum*, que é a posição de amor Tântrico. Vocês trabalharão para partilhar a energia durante a relação no período dos amantes no Dia 28.

Na posição *Yab Yum*, a mulher senta-se no colo do homem. É importante que ambos estejam sentados confortavelmente, de modo que possam focar na circulação de energia e não se distraiam com o desconforto nas costas ou coxas.

Experimentem as seguintes maneiras de sentar e determinem aquela que lhes é mais confortável antes de começarem qualquer um dos exercícios de hoje. As opções para vocês tentarem são as seguintes:

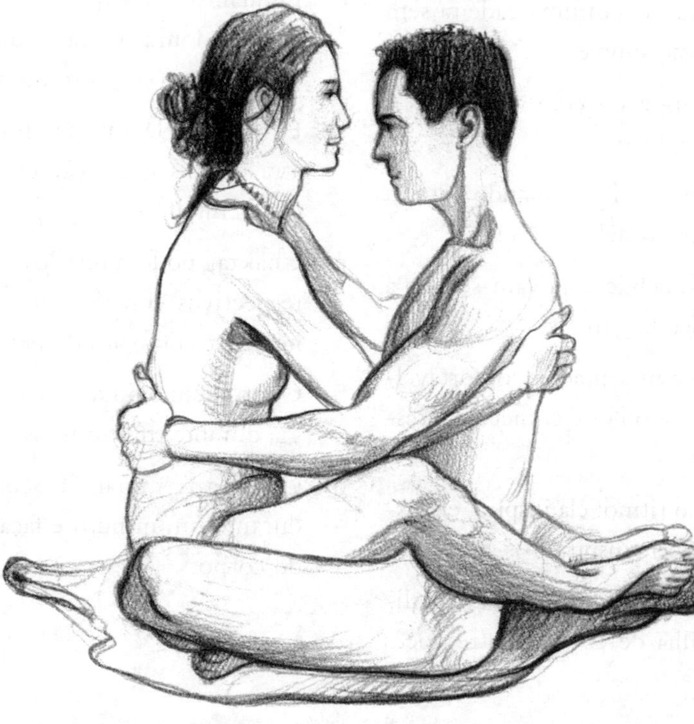

- Caso ele seja um praticante de ioga flexível, pode sentar-se com as pernas cruzadas ou na posição de lótus.
- Ele pode sentar-se com as pernas cruzadas com muitos travesseiros firmes sob os joelhos, como apoio.
- Ele pode sentar-se na cama ou no chão com as pernas alongadas para frente e com apoio atrás das costas.
- É possível sentar-se em uma cadeira sem braços com apoio simples.
- Ela pode sentar-se no colo dele com as pernas envolvendo-o.
- Ajoelhar-se sobre ele, apoiando algum peso sobre as coxas dela.

1. Após o balanço pélvico, movam-se para a posição que escolheram.
2. Quando estiverem sentados confortavelmente, fechem os olhos e comecem a respiração circular.
3. A mulher dita o ritmo: ela inspira, ele expira; ela expira, ele inspira.
4. Na sexta respiração, comecem a visualização da partilha de energia entre vocês deste modo:

   a. Enquanto o homem expira lentamente, ele foca no envio de energia de seu órgão genital para o órgão genital dela. Imaginem a energia fluindo em um fluxo dourado.

   b. Enquanto a mulher expira, ela projeta essa energia através do seu órgão genital e a leva através do centro do corpo até o centro do chakra, entre os seios.

   c. Enquanto ela expira, envia o fluxo de energia dourada através do centro do seu coração para o centro do coração dele.

   d. Enquanto ele inspira, projeta a energia através do seu coração em direção ao órgão genital.

   e. Chakra, pode ajudá-los a sentirem seus respectivos corações, um colocar a mão no centro do peito do parceiro.

5. Continuem o fluxo desse círculo de energia durante três minutos.
6. Quando terminarem, sentem-se parados durante um minuto e façam uma análise do corpo.

Pensamento do Dia

Leiam em voz alta:

Novidade, frescor e surpresa estão prestes a ser encontrados na exploração de suas próprias entranhas e nos seres espirituais de seus amantes. O sexo é um meio de fazer isso. Você não precisa encontrar um novo amante; basta encontrar um novo saber e novas técnica de o amor. O aprendizado fará com que o amante, como você, se sinta mais confortável e seguro.

Término da prática

Terminem o 23º dia da prática Tântrica juntos, com um abraço de corpo inteiro, um agradecimento individual e outro mútuo.

DIA 24

- Leiam todo o exercício do dia antes de começar.
- Escolham qual parceiro será o guia do dia.
- Tempo necessário para a leitura e prática dos exercícios: vinte minutos.
- Itens adicionais necessários:

  - travesseiros firmes para sentar

  - música (opcional)

Análise do corpo e fundamentos

Tempo: quatro minutos

1. Examine o corpo durante três minutos
2. Sente-se no chão durante três minutos

Troca de olhares

Tempo: dois minutos.

Movimentação pélvica com seu parceiro

Tempo: quatro minutos

Repitam o exercícios de ontem, com as seguintes variações:

A mulher dita o ritmo.

Quando terminar a prática não parta para a análise do corpo. Mova-se diretamente para a próxima prática.

Ciclo de energia no *Yab Yum*

Tempo: cinco minutos

Repita esse exercício exatamente como fez ontem.

Pensamento do dia

Leia em voz alta:

Pessoas que regularmente tem a experiência de prazer são mais saudáveis e felizes que as outras. O sexo é uma das formas mais naturais de prazer. Uma longa relação de comprometimento legitima o sexo e oferece a segurança necessária para ajudá-lo a adentrar as maravilhas do prazer sexual. O prazer, então, torna-se algo universal, edificante e uma experiência curativa que os aproxima um do outro e de Deus. Isso é uma evolução muito maior que manter-se como um indivíduo que tem desejos egoístas e está profundamente voltado para si.

Finalizando o seu processo

Termine seu 24º dia da prática tântrica com um abraço de corpo inteiro, um agradecimento individual e outro mútuo.

DIA 25

DIA 22 DIA 23 DIA 24 DIA 26 DIA 27 DIA 28

- Leiam todo o exercício do dia antes de começar.
- Escolham qual parceiro será o guia do dia.
- Tempo necessário para a leitura e prática dos exercícios: vinte minutos.

Análise do corpo e fundamentos

1. Examinem o corpo durante um minuto
2. Preparem-se durante três minutos.

Harmonize sua respiração e a pulsação do PC

1. Sente-se ou deite-se olhando para o seu parceiro.
2. Respire em harmonia enquanto aperta seus músculos PC 40 vezes em qualquer combinação que tenha escolhido. O homem dita o ritmo da respiração.

Troca de olhares

Tempo: dois minutos

Movimentação pélvica com seu parceiro na posição *Yab Yum*

1. Sente-se na posição do *Yab Yum* que você considere mais confortável.

Nota: se achar que não consegue realizar a variação do *Yab Yum* de forma confortável, tente uma das variações abaixo:

- Sentem-se olhando um para o outro, o mais próximo que puderem (usem um travesseiro firme, se necessário).

- Mantenham seus pés firmes no chão e os joelhos dobrados. Tenham a certeza de que suas pernas estejam fora dos quadris um do outro.
- Movam-se como descrito.

2. Seus olhos podem estar abertos ou fechados, use o que funcionar melhor para que você foque.
3. Comece a mover sua pélvis, para frente e para trás, juntos. Ambos devem mover-se em direção um ao outro, ao mesmo tempo e fora um do outro, também ao mesmo tempo. O homem dita o ritmo em todos os elementos do exercício.
4. Igualem sua respiração, inspirando e expirando, ao mesmo tempo.
5. Adicione o som de "ahhhhhh" à sua expiração.
6. Após cinco "ahhhhhhhhs" adicione compressões do PC ao seu movimento. Visualize a energia movendo se por meio de seu corpo com cada contração.
7. Coloque suas mãos levemente nas costas do parceiro para ajudar a energia a fluir.
8. Após três minutos, pare de mover-se. O homem decide quando parar. Mova-se diretamente para a próxima prática.

Ciclo de energia no *Yab Yum*

Tempo: 4 minutos

1. Fique na posição do *Yab Yum*.
2. Comece uma respiração circular com o homem liderando. Ele inspira, ela expira.
3. Na sexta respiração, faça como a seguir:
   - Ele expira e envia energia do genital dele para o dela.
   - Ela inspira e absorve a energia diretamente para seu coração.
   - Ela expira e envia energia para os genitais dele.
   - Ele inspira e absorve a energia em seus genitais.
4. Continue por três minutos.
5. Quando terminar, sente-se em silêncio por um minuto e faça uma análise corporal.

Pensamento do Dia

Leia em voz alta:

Aprender a circular energia sexual quente não é realmente difícil, mas requer disciplina e prática. Por exemplo, enquanto tenta algumas das técnicas desse plano, os homens notarão uma melhora em sua habilidade de manter a ejaculação. O real domínio da energia sexual leva meses, até anos, para ser atingido. Mas ao contrário do aulas das piano, quando você era criança, essas são lições que você irá querer muito aprender.

Término da prática

Termine o seu 25º dia de prática Tântrica juntos, com um abraço de corpo inteiro, um agradecimento individual e outro mútuo.

DIA 26

DIA 23 DIA 24 DIA 25 DIA 27 DIA 28

- Leia todo o exercício do dia antes de começar.
- Escolham qual parceiro será o guia do dia.
- Tempo necessário para a leitura e prática dos exercícios: vinte minutos.

Análise do corpo e fundamentos

Tempo: quatro minutos

1. Examinem o corpo durante um minuto
2. Sentem-se no chão durante um minuto.

Respiração harmônica e pulsação do PC

Tempo: três minutos

Repitam exatamente a mesma sequência de ontem, mas com a mulher liderando.

Troca de olhares

Tempo: dois minutos

Movimentação pélvica com seu parceiro na posição do *Yab Yum*

Tempo: três minutos.

Repitam a mesma sequência de ontem, mas com a mulher liderando.

Círculo de energia com o *Yab Yum*

Tempo: quatro minutos

Repita a mesma sequência de ontem, mas com a mulher liderando.

Pensamento do Dia

Leia em voz alta:

Perca peso. Reduza o estresse. Diminua seu nível de colesterol. Melhore sua circulação. Viva mais tempo. Permaneça jovem.

Parece um anúncio de remédio, não é? Na verdade é apenas uma lista dos benefícios de uma das mais antigas práticas da humanidade: o sexo. Sangue, ossos e coração saudáveis e mente em paz; tudo graças aos poderes de cura do sexo. Da próxima vez em que estiver com vontade, deixe seu amante saber que os doutores aprovam a prática!

DIA 27

- Leiam todo o exercício do dia antes de começar.
- Escolham qual parceiro será o guia do dia.
- Tempo necessário para a leitura e prática dos exercícios: vinte minutos.

Análise do corpo e fundamentos

Tempo: quatro minutos

1. Examinem o corpo durante um minuto.
2. Sentem-se no chão durante um minuto.

Respiração harmônica e pulsação do PC

Repitam a mesma sequência de ontem, mas com o homem liderando.

Troca de olhares

Tempo: dois minutos.

Movimentação pélvica com seu parceiro na posição do *Yab Yum*

Tempo: três minutos.

Repitam a mesma sequência de ontem, mas com o homem liderando.

Círculo de energia com o *Yab Yum*

Tempo: quatro minutos

- Repitam a mesma sequência de ontem, mas com a mulher liderando.
- Quando vocês terminarem a respiração e a circulação de suas energias, passem um último minuto dizendo: "om" juntos.

Pensamento do Dia

Leia em voz alta:

Quando você faz uma carícia em particular que a está deixando louca, continue fazendo-a cada vez mais. Não mude nada em relação a essa prática. Não faça mais rápido, nem mais devagar, nem mais forte, nem mude as direções. Coninue fazendo exatamente a mesma coisa até que ela lhe mostre, por meio de palavras ou movimentos corporais, que quer alguma mudança. Se você está realmente dando-lhe prazer clitoralmente ou vaginalmente, com os seus dedos ou boca. Continue ainda que suas mãos ou boca se cansem.

Término da prática

Termine seu 27° dia da prática Tântrica juntos com um abraço de corpo inteiro, um agradecimento individual e outro mútuo.

QUARTA SESSÃO DE SEXO TÂNTRICO

Ritual dos Amantes

- Leia toda a prática antes de começar.
- Tempo necessário para leitura e prática dos exercícios: quatro horas.
- Outros itens necessários:
  - Itens para criar o seu espaço sagrado (veja a lista do Dia 7).
  - Um dos seguintes: erva-doce, cedro, salva ou incenso para purificar (ou você pode usar, para borrifar, uma mistura de água com seus óleos de essência favoritos).
  - Uma longa faixa, um lenço, ou fita, de cerca de quatro a seis metros de comprimento.
  - Uma vela.
  - Roupas sensuais, eróticas, *sexies*, algo especial que diga: "Este sou eu".
  - Música lenta ou romântica.
  - Petiscos saborosos, que de preferência, possam ser comidos com as mãos, para vocês se alimentarem mutuamente, e também suas bebidas favoritas.

Viva! Vocês chegaram ao último dos seus 28 dias de jornada pelo sexo Tântrico.
Parabéns!

Toda a sua atividade sexual é hoje uma celebração do amor, da união e da transcendência. Hoje, vocês são Deus e Deusa e irão respeitar-se como tais. Ao longo dessas horas, lembrem-se de permitir que o esplendor de vocês surja e de incentivar a magnificência de seu amante.

Análise do corpo e retorno à consciência

Tempo: quatro minutos.

1. Examinem o corpo durante um minuto.
2. Retornem à consciência após três minutos.

Verificação de compromisso

Tempo: cinco minutos.

Conversem sobre o compromisso que fizeram ao iniciar este programa. Como vocês avaliam essas quatro semanas com o seu comprometimento? O que tem sido esse momento de aprendizagem e prática para vocês? Reconheçam e parabenizem-se mutuamente por alcançar este última fase de sua viagem maravilhosa. Vocês são realmente magníficos!

Contemplação do amor e convite

Tempo: três minutos.

Após seus dois minutos para contemplar a aparência do amor, o homem convida a mulher a embarcar nesta aventura amorosa com ele.

Criação do espaço sagrado

Tempo: 25 minutos.

Criem seu espaço sensual sagrado para fazer amor. Consulte as instruções do Dia 14, caso necessitarem. Vocês podem usar as cerimônias dos Dias 14 e 21 para energizar e purificar seu espaço, se desejarem. Ou vocês podem tentar os itens abaixo.

A CONEXÃO

- Ambos os parceiros ficam no centro do quarto.
- O homem acende a vela e a segura com sua mão direita. Enquanto ele a acende, ambos dizem: "Que a luz da fonte nos guie ao amor ".
- Em sua mão esquerda, ele segura uma das extremidades da fita.

- A mulher, então, acende o incenso e o segura em sua mão esquerda, ou segura o pulverizador de água. Ela mantém a outra extremidade da fita em sua mão direita.
- Ele permanece no centro da sala. Ela se move para tão longe quanto o perímetro da fita e da sala permite.
- Ela caminha lentamente ao redor da sala em sentido horário, espalhando a fumaça ou borrifando a água. E vocês dizem: "A luz orienta-nos, nosso amor nos conecta, o fogo (ou água) limpa nosso caminho".

Banho sagrado

Tempo: 25 minutos.

Alegre e respeitosamente, compartilhem um banho ou uma ducha juntos. Consulte o Dia 14 para refrescar a memória.

Dança do *Yin/Yang*

Tempo: vinte minutos.

- Vista uma roupa especial, que diga "Este sou eu".
- Coloque para tocar três ou quatro músicas lentas e românticas para dançar. Você não precisa ser uma boa dançarina. Não se trata de impressionar ninguém, trata-se de criar uma conexão sensual com seu amante. Tudo o que vocês têm de fazer é abraçar-se e entregar o corpo à música.
- Quando começar a primeira música, o homem conduz sua parceira na dança, da maneira que escolher.
- Após aproximadamente um minuto, ele cede a condução à mulher. Ele pode dizer: "Sua vez". Então, ela conduz por um minuto e retorna a liderança para ele.
- Continuem dessa forma, alternando a condução de um para o outro.

Honrando seu amante com comida e bebida

Tempo: 25 minutos.

- Peguem os petiscos e bebidas que escolheram, apresentando-os lindamente.
- Pergunte a seu amante se pode honrar-lhe com esses prazeres corporais.
- Revezem-se alimentando um ao outro. Prolonguem-se a cada mordida. Passem

os alimentos com os dedos para a boca e de boca para boca.

- Permitam-se saborear as cores, os aromas, as texturas e gostos de cada pedacinho.

Desnudar sensual

Tempo: vinte minutos.

Você pode usar um destes procedimentos:

- Fazer uma *striptease* lentamente e sexy para seu amante, uma pessoa por vez.
- Despir um ao outro, uma pessoa por vez; muito lentamente e com atenção.

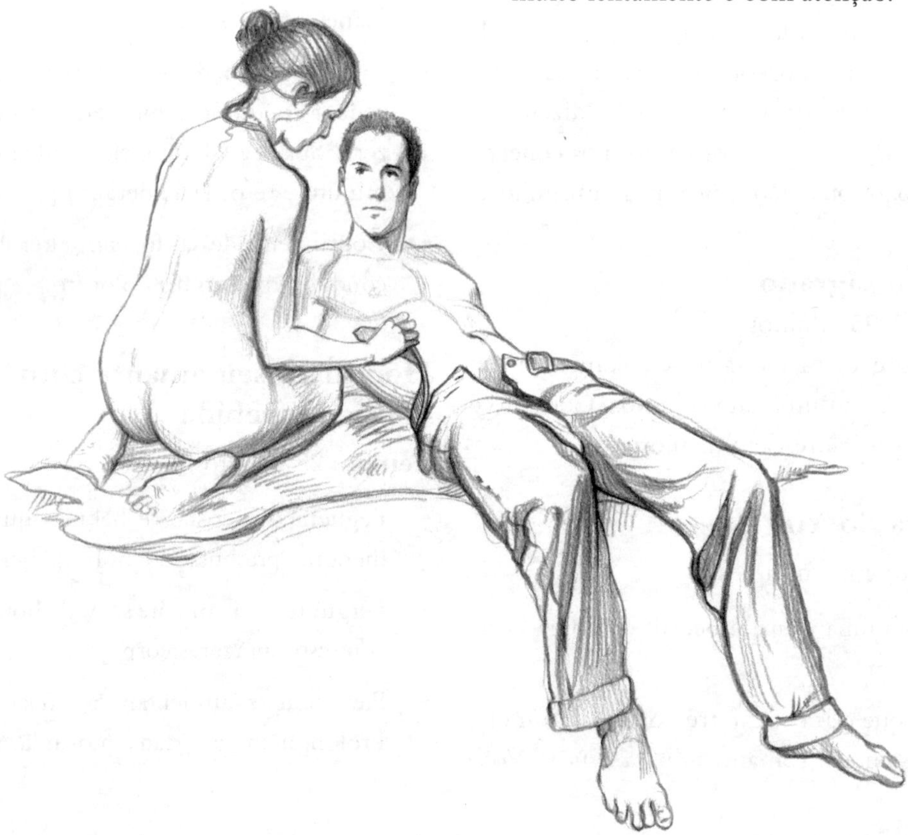

Respiração circular e pompoarismo

Tempo: cinco minutos.

Sintonizem-se e comecem a fazer a energia fluir com respiração circular e com o pompoarismo.

- A mulher define o ritmo de respiração.
- Faça quarenta movimentos de qualquer técnica de pompoar de que você goster.

Despertar a Deusa

Tempo: vinte minutos.

O *Ananga Ranga*, manual indiano de amor do século XVI, ensina que a paixão reside em diferentes partes do corpo da mulher, de acordo com o ciclo da Lua. Você vai despertar sua Deusa da paixão com este ritual.

- Sente sua Deusa à sua frente e ajoelhe-se diante dela. Peça permissão para mostrar a sua adoração e a despertar-lhe paixão.
- Comece com o dedão do pé direito dela, com leveza, massageando-o. Pressinta, enviando-lhe energia amorosa, enquanto você suavemente vibra, primeiro as mãos e depois seus lábios, em seu dedo do pé.
- Aplique o mesmo toque amoroso e beije o restante do corpo dela, nesta ordem: pé direito, joelho direito, coxa direita, *yoni*, nádega direita, umbigo, meio do peito, seio direito, ombro direito, lado direito da garganta, bochecha direita, lábio inferior, olho direito e parte superior da cabeça dela.
- Então, mova-se para o olho esquerdo dela, o lábio superior, a bochecha esquerda, o lado esquerdo da garganta, ombro

esquerdo, são esquerdo, meio do peito, umbigo, nádega esquerda, *yoni*, a coxa esquerda, o joelho esquerdo, pé esquerdo e dedo do pé esquerdo.

- Ela aceita ansiosamente seu toque amoroso e encoraja o corpo a despertar para ele, concentrando-se em cada parte que você toca. Ela também mexe a pelve suavemente e comprime os músculos PC.
- Quando tiver terminado a sua viagem ao longo do corpo dela, passe para a próxima fase de amor.

Desenvolvendo picos de orgasmo

Tempo: uma hora.

Durante esta próxima hora, vocês criarão sucessivos picos de excitação sexual com combinações de estimulação manual, oral e de relações. Vocês podem misturar o uso de técnicas específicas, dependendo de suas preferências individuais. Quando chegarem a picos de excitação, façam o seguinte:

Para a estimulação manual e oral:

- Parem a estimulação e acalmem o corpo.
- Diminuam a respiração e respirem em ritmo circular.
- Façam "Ahhh", ou gemidos, enquanto exalam o ar.
- Façam contato visual, pelo menos em parte do tempo.
- Mantenham o corpo relaxado, contraiam os músculos PC e enviem energia por todo o corpo. Visualizem-na como uma luz dourada, se isso lhes ajudar.
- Passem as mãos pelo seu corpo, ou pelo corpo do amante, para ajudar a movimentar a energia.

Para relações:

- Movam-se para a posição *Yab Yum*, com penetração.
- Comecem a respiração circular.
- Enviem a energia sexual quente em círculos, que vão dos genitais ao coração e do coração os genitais.
- Entoem "om " juntos, enquanto circulam a energia.
- Quando a excitação e/ou a ereção começarem a diminuir, vocês podem agitar-se, respirar e comprimir os músculos PC rapidamente, juntos, para reconstruirem a energia. Ou podem mudar para outra posição ou atividade sexual. Ou, ainda, podem descansar abraçados.

Notas para ajudá-lo com esta prática de energia:

- Esforcem-se em atingir quatro ou mais picos de movimentação de excitação e energia.
- Decidam, previamente, que sinal vocês usarão para alternar do desenvolvimento de excitação para movimentação de energia.
- Decidam, previamente, quem definirá o ritmo.
- Lembrem-se, em todos os momentos, de que cada um de vocês é um espírito divino, fundindo-se com outro espírito divino. Lembrem-se disso quando estiverem em momentos de conexão profunda, bem como quando estiverem em um frenesi sexual.
- Se o homem ejacular antes da mulher ter atingido o número de picos que havia planejado, seja descontraída e afável com ele. Deixe-o descansar uns vinte minutos e, então, veja se ele pode erguer-se novamente, com uma atenciosa estimulação manual ou oral. Caso contrário, vocês terão muito tempo para praticar outro dia.

Terminando com a Tesoura dos amantes

Tempo: dez minutos.

Tente encerrar o sexo, desta vez, enquanto você ainda tem desejo (Esta é uma sugestão, não um regra). Isso significa que a carga de energia é alta e que geralmente o homem não ejaculou. Vejam como é levar essa extraordinária vibração com você. A Tesoura dos amantes é uma posição fabulosa para terminar o sexo. É muito confortável para ambos, e vocês podem mantê-la por muito mais que dez minutos, se quiserem.

- O homem fica sobre seu lado esquerdo e a mulher deitada de costas.
- Suas cabeças estão separadas e seus genitais juntos. Seus corpos estão em um ângulo de noventa graus entre si.
- A perna esquerda do homem fica contra a cama. A perna esquerda da mulher cruza por cima da dele.

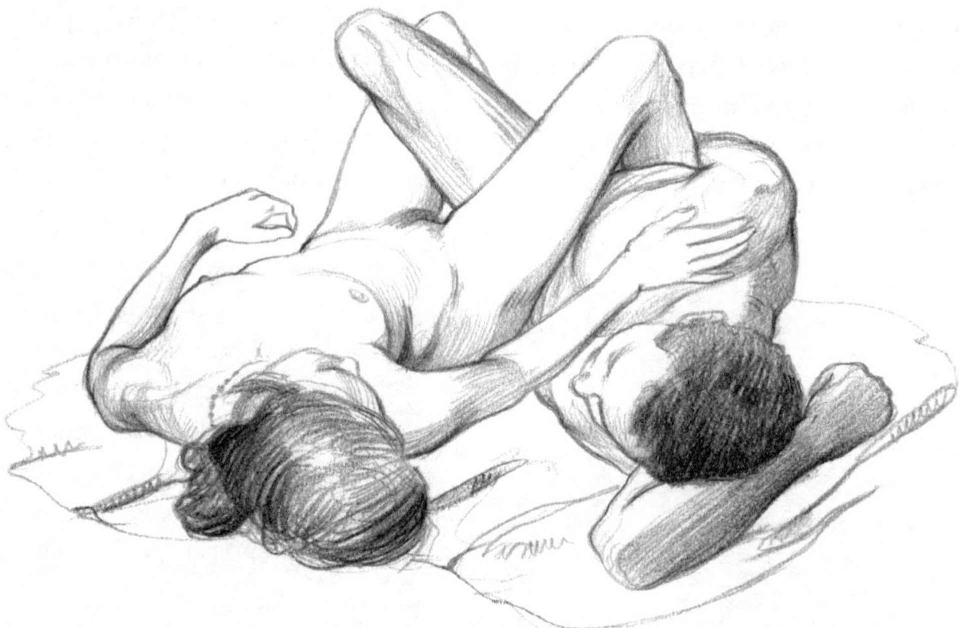

A perna direita dele cruza sobre a esquerda dela. Em seguida, a perna direita dela cruza sobre o quadril dele. Essa é a "tesoura".

- Vocês podem fazer contato visual, podem, repousar a mão na região do seu próprio coração ou no do parceiro.
- Respirem juntos em harmonia.
- Concentrem-se na conexão genital. Sintam a energia lá e permitam que ela simplesmente se espalhe pelo corpo.

Pensamento do Dia

Leia em voz alta:

Sexo Tântrico envolve exercícios de respiração e de contração muscular, sons, visualizações, afirmações, a criação de um local sagrado para o amor e para outros rituais, meditação, massagem sensual e o jogo sexual. Para criar energia suficiente e gerar um estado de êxtase em conexão divina, os amantes Tântricos fazem amor por períodos longos, experimentando extraordinários níveis de prazer em seu caminho.

Parte do deleite dos amantes Tântricos é que podem continuar a aprender e progredir ao longo de anos de prática; é interminável o potencial de crescimento. Ao mesmo tempo, é uma prática que gera resultados imediatos. Vocês poderão ver e sentir imediatamente a diferença na experiência sexual, se seguirem essas etapas.

Término da prática

Terminem o ato sexual sagrado com um agradecimento verbal um ao outro. Vocês podem fazer isso:

- na "tesoura dos amantes"; ou
- em um abraço da cabeça aos pés.

Falem sobre sua experiência de hoje e de todos esses 28 dias. Vocês concluíram, em conjunto, um poderoso treinamento na sexualidade sagrada. Vocês são magníficos!

QUATRO

Sexo Tântrico

Passo a passo

Este breve capítulo descreve os oito elementos de um período prolongado de amor sagrado. Esses elementos são um guia para ajudá-los a desenvolver seus próprios momentos especiais juntos. Insiram atividades de "O Planejamento de 28 Dias de Prazer", bem como do Capítulo 5, "Receitas de Êxtase", e do Capítulo 6, "Continuando sua Prática" (que estabelece um plano para continuar sua viagem Tântrica para além das quatro semanas detalhadas), em diversas partes, para criar relações exclusivas, enriquecedoras e extasiantes.

Intenção

O sexo regular tem uma meta: o orgasmo. Com o sexo sagrado, não há nenhum objetivo. Há uma finalidade: a união. A intenção é que vocês se mesclem com o parceiro em todos os aspectos: mente, coração e alma, assim como corpo. Vocês podem ajudar para que isso ocorra, observando seu amante de forma diferente, vendo-o como um Deus ou Deusa, como uma expressão de vida do Divino. Procurem glória, beleza e admiração em seu parceiro e em vocês mesmos, e deixem que isso brilhe.

Criação do espaço sagrado

No amar Tântrico, vocês transformam seu espaço regular em um espaço sagrado. O importante é a intenção, não os itens específicos que vocês usam. Mantenham-na em ordem. Alterem a iluminação com velas ou lâmpadas coloridas. Suavizem bordas pontiagudas cobrindo o mobiliário com tecidos suntuosos. Tragam objetos sensuais, plantas, bebidas e aperitivos gostosos e muitas almofadas. Depois de criar o espaço, purifiquem-no energicamente. Enviem, conscientemente, pensamentos negativos ou amedrontados para longe e convidem para perto os pensamentos alegres, apaixonados e seguros. Profiram essas ideias em voz alta; tenham coragem de ultrapassar a timidez ou os sentimentos de tolice. Criem seus próprios rituais de purificação com erva-doce, incenso e instrumentos musicais, ou utilizem-se de antigas tradições.

Banho de purificação dos amantes

Limpem um ao outro em preparação para a alegre união. Lavem a sujeira e a preocupação do mundo em um banho quente com óleos de essência e sais de banho, ou partilhando uma ducha. Façam-no lenta e voluptuosamente, cada um dando completa atenção a seu amante. Lavem e sequem-se com um abandono lúdico. Apliquem loções e perfumes para preparar o corpo para os prazeres que vêm pela frente.

Honra, respeito e permissão

Confiar, entregar-se e abrir o coração é essencial se vocês desejam alcançar o auge do êxtase. Não é apenas técnica que os levará até lá. Vocês devem unir-se em um amar igual, na viagem sexual. Digam ao parceiro quão magnífico ele ou ela é, o quanto ele ou ela o atrai, inspira, o que há no amado que os excita e como isso é bom. Por último, peçam permissão para amá-lo apaixonadamente na prática de sexo Tântrico.

Ajuste ao jogo sexual

Depois de pedir e receber permissão para amar um ao outro, sintonizem-se. Há duas formas simples de fazer isso, harmonizando a respiração e pelo olhar profundo nos olhos do outro. Combinando os ritmos de respiração, façam expressivos contatos visuais, conectam-se energicamente, bem como fisicamente. Utilizem outras práticas de conexão, como massagem, dança, leitura de poesia, ou prática de ioga com o parceiro. Comecem a explorar o corpo um do outro com maravilha, luxúria e divertimento. Trabalhem do exterior para o interior. Façam tudo muito lentamente. Revezem-se entre doador e receptor. Usem todos os sentidos. Sejam audazes e imaginativos.

Chegando longe

O sexo Tântrico é estendido durante horas. Períodos de ação vigorosa são entremeados com momentos de amar calmo e tranquilo. Relações são misturadas com toque, o oral, com o abraçar suavemente um ao outro, com massagem, conversa estimulante e com alimentar um ao outro. Os amantes constroem picos de excitação, pegam essa onda, deixam a energia diminuir um pouco e, então, os constroem novamente para níveis mais elevados. O homem pode retardar a ejaculação, assim, ambos podem criar uma carga sexual elevada e, eventualmente, aprender a experimentar o orgasmo sem ejaculação. Orgasmo sem ejaculação não irá empobrecer a energia masculina da mesma forma que um orgasmo com ejaculação o faz, por isso, o sexo pode continuar. É uma boa ideia para o homem permitir que sua ereção diminua a cada trinta ou 45 minutos para trocar o fornecimento de sangue e recarregar seus níveis de hormônio.

Movendo e partilhando sua energia

Siga a onda de êxtase que ocorre quando os amantes ficam totalmente excitados sexualmente e mantenha essa excitação por um período. Eles acumulam uma enorme energia sexual e espiritual. Com uma combinação de respiração, relaxamento e exercícios de contração muscular, ambos aprendem a circular a energia sexual através de seu próprio corpo e do corpo do amante. Em última análise, os limites de ego desaparecem e os amantes tornam-se um, unidos em êxtase.

No pico da excitação sexual, seja durante a estimulação por relações, manual ou oral, parem os movimentos sexuais normais e foquem no movimento da energia sexual, que pulsa nos genitais. Movam-na através do corpo. Usem a respiração profunda, lenta e abdominal, para manter o corpo relaxado. Adicionem os movimentos de contração do PC e visualizem a movimentação da energia pelo corpo como uma bola de fogo, uma onda de luz ou um pulso de eletricidade. Passem as mãos pelo seu corpo e pelo corpo do seu amante para ajudar a energizar. Façam sons de amor e meditação. Através de seus olhos, suas mãos, seus genitais e sua voz, passem essa poderosa força para seu amante. A princípio, isso pode parecer difícil, pois não somos acostumados a prestar atenção em nossa energia interna. Com a prática, vocês serão capazes de reconhecê-la e dirigi-la.

Pós-relação

Depois de sucessivos picos de circulação de energia e de relações (a quantidade depende da inclinação e resistência de cada um, bem como do tempo disponível), passem algum tempo com carinhos lentos, troquem palavras de apreço e honrem um ao outro com comida e bebida. Permaneçam conectados, respirem em uníssono, olhem-se nos olhos e revelem sua profunda conexão. Agradeçam mutuamente por compartilhar esse período sagrado juntos.

CINCO

Receita de êxtase

Seus jubilosos passos para o prazer

Aqui estão cinquenta novas maneiras de agradar um ao outro durante os prolongados períodos semanais de amor. Elas se encaixam em oito grandes elementos do sexo Tântrico como explicado no capítulo anterior. As atividades vão desde as lúdicas, às profundas e são apresentadas nas seguintes categorias:

- Relacionamento e comunicação;
- Técnica sexual e habilidade;
- Trabalho de energia e meditação;
- Jogo sexual e fantasia;
- Ritual e cerimônia.

Relacionamento e comunicação

1. DAR E RECEBER

Vocês podem ter sido ensinados que é mais nobre dar do que receber, mas um dos maiores presentes que vocês podem dar é, com boa vontade e felicidade, receber as ofertas de atenção do amante. Pratiquem conscientemente o dar e receber um ao outro. Revezem, de tempos em tempos, para pedirem o que desejam antes de começar sua sessão amorosa estendida. Em seguida, durante as preliminares, concedam os desejos do amante com prazer e recebam seus desejos com cortesia.

2. ANTECIPAÇÃO

Falem com o parceiro várias vezes durante o dia antes do encontro. Falem de todas as coisas *sexies*, românticas e eróticas que têm planejado para o encontro.

3. CONVERSA CARINHOSA

Preparem-se para as conversas íntimas que vocês terão enquanto estiverem se aquecendo no período pós-clímax. Aponte os tópicos pessoais e amáveis. Não é hora de falar sobre questões de relacionamento, problemas familiares ou outros desacordos. Expandam o estado de harmonia sublime com tópicos como estes:

- Digam ao seu parceiro razões específicas pelas quais vocês o ama.
- Falem de algumas das coisas que vocês admiram no amante.
- Recordem-se de por que estarem juntos é tão importante para vocês.
- Recordem momentos felizes do início do relacionamento.
- Compartilhem sonhos para o futuro.
- Digam um ao outro o que foi esplêndido no novo ato que criaram.
- Entretenham o amor com piadas e histórias divertidas.
- Sejam completamente transparentes com a intensidade de seus sentimentos para com seu adorado. Nomeiem os sentimentos e descreva-os.

Técnica sexual e habilidade

4. O SEXO DO *KAMA SUTRA*

Explorem as posições do *Kama Sutra* com a ajuda de um guia ilustrado, como nosso "Complete Idiot's Guide to Supercharged Kama Sutra". Selecionem uma ou duas das mais de trinta posições de relações sexuais para experimentar. Façam o mesmo com técnicas de beijar, abraçar, arranhar, morder e bater — todos são apresentados em pormenores no *Kama Sutra*. Depois, experimentem as centenas de possíveis combinações de beijos, toques e posições. Trabalhar, à maneira de vocês, todo o *Kama Sutra* pode dar-lhes meses de estímulo para explorar o sexo.

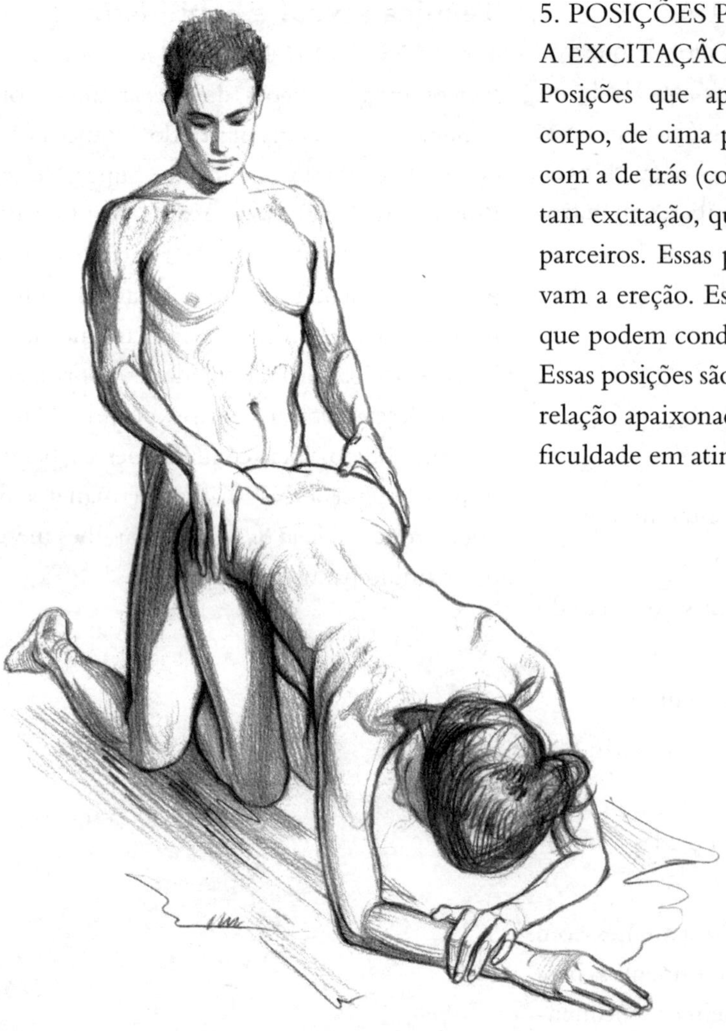

5. POSIÇÕES PARA DESENVOLVER A EXCITAÇÃO

Posições que aproximem partes opostas do corpo, de cima para baixo e a parte da frente com a de trás (como mostrado aqui) – aumentam excitação, que surge rápida para ambos os parceiros. Essas posições de estímulo incentivam a ereção. Estejam cientes, no entanto, de que podem conduzir a uma rápida ejaculação. Essas posições são ótimas para sessões curtas de relação apaixonada e para homens que têm dificuldade em atingir o clímax com ejaculação.

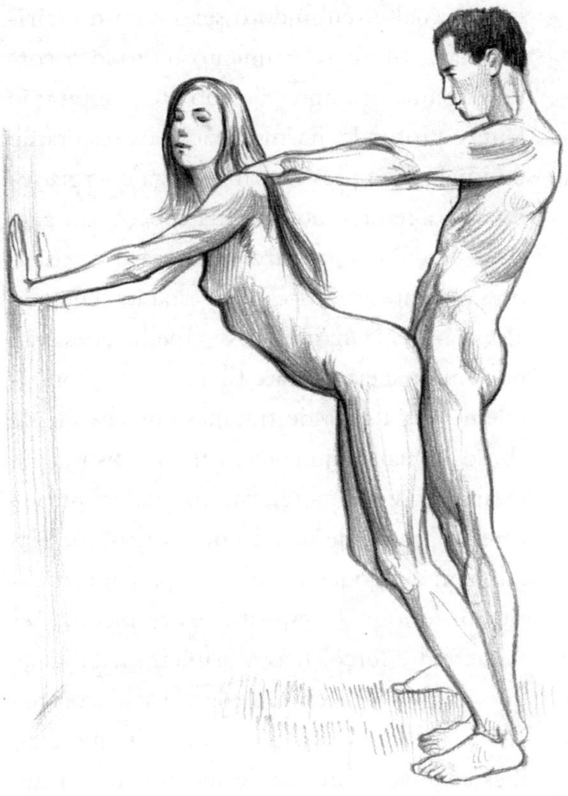

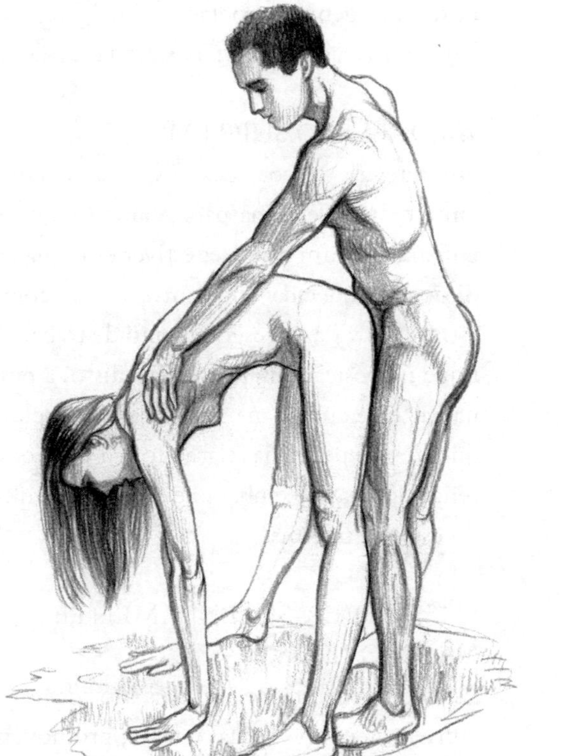

6. POSIÇÕES PARA LIGAÇÃO EMOCIONAL

Posições face a face são as melhores para estabelecer uma conexão emocional intensa. Elas são perfeitas para períodos extensos de sexo e para aqueles momentos quando quiserem circular, em vez de continuarem a construir a energia sexual. Compartilhem a energia através da conexão dos genitais, contacto visual, respiração harmonizada e beijos em posição face a face.

7. VOCÊS SÃO SUPREMOS!

Durante as relações sexuais, o amante por cima dá mais energia para o amante que está embaixo. Se um de vocês estiver em uma condição enfraquecida – por um acidente, doença, estresse da vida, ou esgotamento de trabalho –, fique na posição inferior. Além disso, a pessoa na parte de cima é mais dominante. Explorem questões de poder na relação tomar posições de rendição quando embaixo e de controle quando estiver em cima.

8–15. MOVER-SE LENTAMENTE/ NÃO MOVER-SE

Estas oito meditações sexuais são ideais para cultivar a energia sexual quente, promovendo cura sexual e reunindo o sexo com o espírito. Elas usam o relaxamento de todo o corpo, algumas compressões do PC, respiração lenta e profunda, harmonização da respiração e visualização para movimentar a energia sexual dos genitais ao topo da cabeça, ou para trocá-la com o parceiro. Embora o orgasmo possa acontecer, vocês não estarão tentando alcançá-lo. Na maioria dessas meditações, não há nenhuma ejaculação. Estas práticas contribuem com a cura de traumas em virtude de abuso sexual e ajudam a superar disfunções sexuais como impotência, ejaculação precoce e incapacidade de atingir o orgasmo. Elas também desbloqueiam a porta para o território misterioso do espírito. Estas meditações requerem esforço, mas a primeira habilidade que vocês adquirem é ceder, e não controlar. Vocês se abrem para permitir que algo lhes aconteça, em vez de lutarem para fazer com que algo ocorra. Quando começarem a prática, retardar a ejaculação pode ser difícil, o que é comum. Não sejam duros consigo; não tornem a ejaculação um problema. Minuciosamente, desfrutem e celebrem cada ejaculação, planejem para que ela ocorra ou não. Com o tempo, a habilidade aumentará e, eventualmente, a ejaculação se tornará totalmente voluntária. Então, essas meditações aumentarão profundamente o prazer sexual e acrescentarão uma espantosa dimensão espiritual nas relações.

8.

Repousem juntos, sem penetração, por uma hora. Olhem nos olhos um do outro, harmonizem a respiração e toquem-se eroticamente por todo o corpo.

9.

Com o *lingam* aninhado dentro do *yoni*, repousem completamente, ainda juntos, durante uma hora. Olhem-se nos olhos e respirem em ritmo, juntos. Sem beijos, sem toques ou sem contrair o PC; apenas a total imobilidade. Se o pênis escorregar para fora da vagina, permaneçam do modo como estão e continuem a ligação emocional.

10.

Durante uma hora, repousem juntos com o *lingam* dentro do *yoni*. Fazendo um amoroso contato visual e respirando juntos. Incluam contrações do PC (ambos ou apenas a mulher).

11.

Com o *lingam* dentro do *yoni* por uma hora, o homem impulsiona apenas o suficiente para manter a ereção. Olhem-se nos olhos, sincronizem a respiração, comprimam os músculos PC, beijem e toquem um ao outro eroticamente.

12.

Assim que o *lingam* for introduzido no *yoni*, comecem impulsos rítmicos e contínuos por aproximadamente dez minutos, ou por quanto tempo vocês puderem sem chegar ao limite. Fiquem parados, permaneçam conectados e descansem juntos por trinta minutos. Retire o pênis por dez minutos. Repitam essa sequência três ou mais vezes.

13.

Desenvolvam um pico de excitação sexual com preliminares e com a relação, mas parem antes do homem ejacular. Interrompam a relação para outras atividades, explicitamente sexuais, ou não. Em seguida, criem outro pico na relação, mas, novamente, parem antes da ejaculação. Durante um período de várias horas, construam pelo menos quatro picos (objetivem de oito a dez) antes da ejaculação. Ou terminem o sexo sem orgasmo.

14.

Construam um pico de excitação sexual, mas parem antes do homem ejacular. Mantenham esse nível de excitação, movendo-se apenas o suficiente para se manterem à beira da ejaculação. Algumas contrações de PC, por um ou ambos parceiros, podem ser todo o movimento necessário para manter a onda de prazer e transformar o pico em um planalto. Mantenham-se nesse planalto de vinte a sessenta minutos. Interrompam a relação para outras atividades por pelo menos dez minutos. Construam outro pico e repitam uma ou mais vezes.

15.

Depois do homem ejacular durante a relação, permaneçam conectados pelos genitais de vinte a trinta minutos, assim, pode haver uma reabsorção das energias vitais nas secreções combinadas dos amantes.

16. EJACULAR OU NÃO EJACULAR?

Homens encontram as respostas para esta pergunta observando como se sentem quando ejaculam e quando não ejaculam e, no final da relação, enquanto você ainda tiver desejo em ambos os casos, compare como você se sente:

- imediatamente após terminar a relação;
- uma hora depois de terminar a relação;
- várias horas depois de terminar a relação;
- no dia seguinte.

Mantenha um registro escrito das diferenças usando os seguintes pontos como guia:

1. Vitalidade física: você está sonolento, energizado, esgotado, relaxado, vivo?
2. Vitalidade emocional: você está deprimido, feliz, zangado, alegre, ressentido, grato, solitário, conectado?
3. Libido – você sente:
    - nenhuma vontade de sexo?
    - pouca vontade de sexo?
    - média vontade de sexo?
    - elevada vontade de sexo?

Quanto tempo leva antes de começar a sentir vontade de sexo novamente: minutos, horas, ou dias?

4. Ereção: quanto tempo passa antes de você conseguir outra ereção? Em uma escala de 1 a 10 (1 sendo mais fácil e 10 difícil), quão fácil é obtê-la novamente? Em um escala de 1 a 10 (1 sendo parcialmente ereto e 10 como uma rocha), quão firme é sua ereção?

5. Eficácia pessoal: seu desempenho no trabalho, nos esportes, ou em atividades artísticas, é reforçado ou diminuído? Considere fatores como a tomada de decisão, problemas a resolver, criatividade, resistência e força.

6. Afeição: você gosta de tocar, abraçar, beijar e acariciar, ou perdeu o interesse em comportamentos afetuosos?

7. Qualidade do orgasmo ejaculatório – a frequência da ejaculação afeta:

   - a intensidade da sensação durante ejaculação?
   - quanto tempo dura uma ejaculação?
   - a quantidade da sua ejaculação?

8. Próstata: como a frequência de ejaculação afeta a maneira como sente sua próstata? Se observar que a sua próstata tornou se dolorida (se a sente pesada ou machucada) por adiar a ejaculação, normalmente significa que você não tem distribuído a energia sexual para fora dela. Permita-se ejacular para restaurar seu conforto; então, você poderá, com segurança, retomar suas práticas de retardamento.

9. Diminuir a tensão: você utiliza a ejaculação para reduzir a tensão? Você se sente relaxado depois de uma ejaculação ou "aniquilado"? Existem outras formas de relaxar e controlar o estresse, ou seu método preferido é a ejaculação?

10. Estado de saúde global: com qual frequência a ejaculação afeta sua saúde geral? Verifique pelos seis meses seguintes de experimentação sexual. Por três meses, ejacule frequentemente; diariamente ou a cada dois dias. Durante três meses, ejacule com pouca frequência; uma vez por semana ou uma vez por mês. Para tornar seus resultados comparáveis, faça amor aproximadamente o mesmo número de vezes, durante cada período de três meses.

17. SINAIS DE EREÇÃO

Utilize a sua fase de ereção para ajudá-lo a aprender a ejacular com mestria. Identifique as quatro fases da ereção.

- Fase 1: um pênis mole; sem nenhuma ereção, mas você experimenta sensações em seu órgão e está começando a pensar em sexo.
- Fase 2: um pênis parcialmente ereto.
- Fase 3: totalmente erguido, mas não completamente preenchido com sangue.
- Fase 4: totalmente preenchido com sangue. Na Fase 4, é mais duro, mais quente e tem cor mais escura do que na Fase 3. Incentive sua ereção a ir e vir várias vezes, assim você poderá identificar as fases. Em picos de excitação sexual, especialmente durante a relação sexual ativa, uma ereção Fase 4 normalmente significa que a ejaculação é imprevisível e poderia acontecer em um piscar de olhos. Se você permitir que sua ereção permaneça na Fase 3 ou inferior, ela poderá durar mais.

18. MASSAGEM INTERNA DA PRÓSTATA

A próstata de um homem é a chave para a qualidade da sua experiência sexual. Massageá-la externamente, através do períneo, é útil, mas massagear a próstata internamente, através do ânus, é melhor. Inclua uma massagem externa de próstata em cada relação e uma massagem interna em sessões que durem uma hora ou mais. Uma massagem interna da próstata permite que ela relaxe completamente e que qualquer energia sexual excessiva seja liberada sem uma ejaculação. A próstata permanece relaxada, sem alargamento ou dureza. Quando o homem ganha algum domínio em mover sua energia sexual, uma próstata relaxada permite que ele atrase sua ejaculação quase indefinidamente, mesmo com um sexo vigoroso e ativo, com uma ereção de Fase 4 e ímpeto total. Também, quando um homem permite se ser penetrado analmente, ele deve entregar-se completamente. Entregar-se é a competência essencial no sexo Tântrico. Fique na posição "de quatro", com a cabeça sobre os seus braços cruzados e suas nádegas no ar, ou deite-se de lado, com os joelhos recolhidos em direção ao peito. Vestindo luvas de látex ou vinil, sua parceira massageia seu ânus com muito lubrificante à base de água ou de silicone. Usando seu dedo médio, ela provoca a introdução, muito lenta e suavemente. Ela sentirá uma protuberância, como uvas grandes ou pequenas nozes. Ela irá fricciona-la e circulá-la firmemente, mas suavemente, por dois ou três minutos, e então, lentamente, retirará o dedo. Lavar com um pano úmido, quente e sabão.

19. MASTURBAÇÃO MASCULINA PARA EJACULAÇÃO

O domínio da masturbação ajuda os homens a conhecer o processo de excitação sexual e a desenvolver o controle sobre sua resposta de ejaculação. Quando jovem, você deve ter tratado a masturbação como uma corrida para a linha de chegada, concluindo tudo após um minuto ou dois de bombeamento furioso. Agora, você vai elevar seu tempo e procurar por sinais corporais que o avisem de que a ejaculação vem em breve. Masturbar-se até chegar perto da ejaculação — cerca de 90 por cento — e parar, permitindo que sua excitação e ereção diminuam. Crie outro pico, pare de novo, e assim por diante. A seguir, estão os sinais de alerta que devem ser observados; quando você estiver ciente deles, terá sempre uma opção para continuar a ejaculação ou para parar e atrasá-las.

- Você tem uma ereção de Fase 4. No entanto, a maioria dos homens pode permanecer mais tempo nessa fase durante a masturbação do que durante as relações. Isso lhe dá uma melhor oportunidade para perceber os outros sinais de aviso que o corpo apresenta.
- O torso superior, do peito acima dos mamilos, até o rosto, clareia ou escurece.
- A respiração torna-se rápida, bruta e irregular.
- Você começa a fazer sons incontroláveis.
- Os testículos erguem-se do corpo.
- Você tensiona o corpo inteiro, contraindo muitos grupos de músculos ao mesmo tempo.
- Você sente uma sensação interna na próstata, que sinaliza o início da resposta orgásmica.

20. MASTURBAÇÃO FEMININA PARA DESENVOLVIMENTO DE UMA MAIOR CARGA SEXUAL

As mulheres geralmente não perdem sua energia sexual com um orgasmo. Na verdade, quando estiver relaxada, um orgasmo pode levar a outro e aumentar seu desejo de mais atividade sexual. Mas quando você aprender a chegar ao orgasmo facilmente, através de autoestimulação clitoriana, é hora de começar a adiá-lo e construir uma maior carga sexual. Isso levará ao orgasmo de corpo inteiro e a um místico estado de êxtase. Siga os passos abaixo:

- Estimule-se amavelmente até um pouco antes do orgasmo.
- Pare o estímulo, mas mantenha contato com o clitóris.
- Relaxe seu corpo.
- Abrande a respiração.
- Comprima os músculos PC.
- Corra uma mão para cima no corpo, de seu *yoni* para o topo da cabeça e acima para o ar.
- Visualize sua energia sexual como uma bola dourada de calor que começa na seu *yoni* e move-se para cima através de seu corpo com suas contrações rítmicas do PC e com sua mão.
- Repita o processo.

21. POSSO VER, POR FAVOR?

Incapacidade de encontrar as palavras certas e timidez em pedir o que você quer pode tornar difícil explicar ao seu parceiro como você deseja ser tocado. Masturbar-se enquanto seu amante o observa, mostra ao parceiro os toques de que gosta, e é também um ótimo exercício excitante. Assim, prepare um show magnífico. Configure o quarto como um espaço sagrado, sensual, exatamente como seria para as outras sessões de amor prolongadas. Siga seu ritmo. Homens devem escolher se suas demonstrações terminarão com uma ejaculação ou uma ação introdutória ao sexo com a parceira.

22. PRAZER MUITO PESSOAL

Há muito de condicionamento negativo anexado à masturbação. Muitos a associam com sentimentos de vergonha e culpa. Você pode se sentir envergonhado por se autoproporcionar prazer, em vez de fazer amor com um parceiro. Mas vocês podem não estar juntos o tempo todo, e, quando estão, seu parceiro pode não querer fazer amor quando você quiser. Autoprazer é normal e faz parte da sexualidade saudável. Faça suas sessões de masturbação especiais, criando no quarto um espaço sagrado com iluminação suave e música sensual. Certifique-se de que você não será incomodado; tranque a porta e desligue o telefone. Permita-se ter uma hora ou mais para construir um clímax bem lentamente.

23. MULHERES RELAXANDO NO PRAZER

Nos picos de excitação sexual, em vez de apertar e acelerar o orgasmo como muitas mulheres aprenderam a fazer, experimente relaxar seu corpo. Permanecer relaxada não significa ser um macarrão mole. Significa que seu corpo não está apertado e tenso, pois assim a energia que era perdida poderá fluir e o prazer a tomará naturalmente. Acalme sua respiração e permita que as sensações orgásmicas aconteçam naturalmente em vez de força-las.

Trabalhar a energia e a meditação

24. COMECE PELO FINAL

No início do sexo, levem algum tempo para uma curta meditação na qual cada um de vocês imagina como deseja que a experiência sexual se desdobre. Em primeiro lugar, tenham uma breve conversa íntima na qual vocês chegem a um acordo sobre a qualidade da experiência que desejam criar. Em seguida, assumam uma postura meditativa com seus pés planos no chão, sua coluna ereta e seus olhos fechados. Inspirem algumas vezes, profunda e relaxadamente, e imaginem cada momento do sexo acontecendo exatamente como vocês desejam que seja, com a maior quantia de detalhes que puder. É uma forma incrivelmente poderosa de incentivar a experiência que desejam, em vez de conseguirem apenas alguns resultados acidentais. Vocês não estão tornando a relação uma ação com um objetivo. E estão, em vez disso, usando essa ferramenta meditativa para orquestrar uma maravilhosa experiência, tornando-se cocriadores em sexualidade sagrada.

25. "AGITANDO-SE"

Para despertar a energia na preparação para o sexo prolongado, excitem-se de forma selvagem, com música rápida, e, por cerca de dez minutos, agitem cada pedaço do corpo, dos pés à cabeça. Agitar-se é um excelente antídoto quando vocês estiverem em um estado de baixa energia. Vocês irão obter também um bom trabalho cardiovascular.

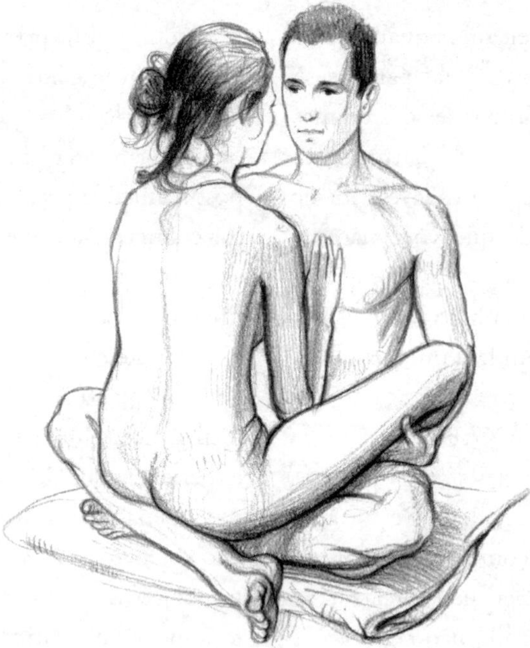

26. "TOCAR O TIMO"

Construam o êxtase sexual até o homem estar próximo da ejaculação. Parem a atividade e, então, assumam a posição de *Yab Yum* com penetração total (vejam o Dia 23). A mulher coloca a mão direita no peito do homem, no centro, duas ou três polegadas acima de uma linha imaginária que conecta os mamilos: é onde fica a glândula timo. Ela toca o local, no sentido horário fazendo 27 círculos. Em seguida, ela toca o mesmo local, usando o verso da mão esquerda, 27 vezes. Ele vai deixar que ela saiba quão suave ou veementemente ele quer ser tocado. Em seguida, ele vai tocar o timo dela. Essa ação ajuda a:

- extrair energia sexual dos genitais;
- equilibrar os hemisférios esquerdo e direito do cérebro;
- estimular o sistema imunológico para melhorar a saúde.

27. CÂNTICOS DE ÊXTASE

Em um pico de excitação sexual, parem o que vocês estão fazendo. Com o *lingam* ainda profundamente dentro do *yoni*, comecem a cantar. Vocês podem começar com o mantra clássico "Om" ou "Aum", ou ainda podem fazer qualquer tipo de sons melodiosos que queiram expressar. Harmonizem seus sons e sintam suas vibrações, permitindo que sejam transportados para estados sublimes de consciência. Sons sagrados levarão sua energia pelo seu corpo e para o cosmos. Seus limites físicos podem simplesmente dissolver-se quando você se torna *um* com o som, com seu amante e com tudo.

28. CAMINHADA DO MONGE

A consciência do monge é perfeitamente sintonizada para ações lentas. Seu pensamento é calmo e seus movimentos são lentos e ponderados. Neste exercício, você caminhará com intensa lentidão. Sua atenção está centrada em primeiro sentir o calcanhar do seu pé direito levantando do chão, então a planta de seu pé direito e depois seus dedos dos pés. Finalmente, seu pé direito está no ar, movendo-se para frente. Em seguida, o calcanhar toca levemente o chão, seguido pela frente do pé. Por sua vez, seu calcanhar esquerdo, muito lentamente, ergue se do chão, seguido pela planta e pelos dedos do pé, e, então, todo seu pé direito está no ar. Em seguida, o calcanhar esquerdo toca o chão muito levemente, seguido pela frente do pé e assim por diante. Caminhem juntos dessa forma, prestando completa atenção em seus passos, durante cerca de dez minutos. Alternem-se liderando e seguindo. Este exercício simples pode deixá-los plenamente conscientes do momento presente, da forma mais deliciosa. É um maravilhoso prelúdio ao sexo, ou pode ser utilizado como um intervalo entre as relações. É possível fazer todos os atos sexuais durante a caminhada do monge, se você se concentrar bastante e agir muito devagar.

29. *YONI* MASCULINO, *LINGAM* FEMININO

Neste exercício do excelente livro de David e Ellen Da Ramsdale, *Sexual Energy Ecstasy*, a mulher imagina que o seu clitóris é um *lingam* e o homem imagina que sua abertura uretral na ponta do pênis é um *yoni*. Certifiquem-se de que vocês estejam em um estado elevado de excitação sexual; então, assumam uma posição confortável como a "tesoura dos amantes" ou *Yab Yum*. Primeiro, o *lingam* fica fora do *yoni*, com sua abertura uretral perto da ponta do clitóris. O homem imagina sua uretra abrindo e expandindo, como umo *yoni*. Conforme ela se abre, permite que sua energia feminina desperte. A mulher imagina seu clitóris ficando ereto e aumentando, como um *lingam*. Como ele se torna ereto, permite que sua energia masculina se avive. Depois, conforme o *lingam* é lenta e suavemente inserido no *yoni*, o homem imagina que ele é penetrado pelo pênis da parceira. Seu *yoni* imaginária abre-se para receber essa gloriosa penetração. Ele se entrega completamente e incondicionalmente, permitindo que sua Deusa lhe tome. A mulher imagina que seu clitóris continua a crescer e a ficar mais ereto, penetrando profundamente no *yoni* do seu amante, preenchendo-o até o limite. Ela guia seu amante e o satisfaz cada vez mais. Este exercício soa estranho a princípio, mas funciona excelentemente. Suspendam a descrença e experimentem. É um dos melhores exercícios para equilibrar as energias internas masculina e feminina. Para a maioria, funciona melhor com olhos fechados.

30. DESPERTAR A ENERGIA COM SEU PARCEIRO

Revezem como doador e receptor.

O receptor.

- O receptor está nu, deitado sobre as costas.
- Os pés estão confortavelmente separados; as pernas ficam planas na cama e apenas suficientemente afastadas para abrir os genitais para o ar.
- Os braços ficam esticados e ligeiramente afastados das laterais, com as palmas das mãos para cima.
- O maxilar está relaxado, a boca ligeiramente aberta e a língua em direção do céu da boca.
- Com os olhos fechados, ela relaxa, conscientemente, seu corpo e respira lenta e profundamente por um minuto.
- Ela, então, abre os olhos e olha nos olhos do doador.

O doador.

- O doador está sentado confortavelmente à direita.

- Quando o receptor abre os olhos, ele diz palavras neste sentido: "Minha Deusa, daria-me grande alegria despertar em você a energia do êxtase".
- O receptor diz: "Sim, obrigado".
- O doador, em seguida, fricciona as palmas das mãos por trinta segundos para construir calor e energia.
- Com a mão direita, ele cobre suavemente seu períneo e o *yoni* e, com amor consciente, passa a energia para ela. Sua mão direita permanece aí durante toda a meditação.
- Com a mão esquerda, ele começa, muito lentamente, a tocar o centro do corpo, do *yoni* para a cabeça, movendo a energia nesse movimento.
- Seus movimentos são longos, e para baixo, feitos muito suavemente sobre a pele e com toda a mão.
- Ele termina o movimento um pouco acima do topo da cabeça e estende o de volta ao *yoni*.
- Ambos parceiros visualizam e focam em permitir que a energia flua pelo receptor.
- Para ajudar a "empurrar" a energia, o receptor suavemente contrai e relaxa seus musculos PC em sincronia com os movimentos do parceiro. O restante do corpo permanece totalmente relaxado.
- O doador profere palavras de carinho e encorajamento conforme acaricia, por exemplo: "Amado, eu sou aquele que o desperta, preenchendo-o com meu amor e minha força vital. Aceite meu presente de amor".
- Ele continua com seus movimentos, aumentando gradualmente o tempo da carícia.
- Ambos parceiros continuam respirando vagarosa e profundamente.
- Após seis minutos, ele para as carícias e posiciona sua mão esquerda sobre o chakra do coração dela: o Mar de Tranquilidade.
- Por um minuto, o doador e o receptor olham-se nos olhos, permitindo que o amor flua entre eles.
- O doador, muito vagarosa e gentilmente retira suas mãos e as repousa ao lado do receptor, com seus corpos se tocando; o lado direito dela com o lado esquerdo dele.

- Ambos focam na energia de conexão entre eles.
- Após dois minutos, os parceiros trocam os papéis e continuam a prática. Eles completam a meditação com um abraço de corpo inteiro.

Jogos Sexuais e Fantasias

31. MÚSICA DOS AMANTES

Faça uma lista das músicas favoritas do seu parceiro. Que estilos de música são os preferidos? Quais CDs, em particular, estão no topo? Mantenha a lista atualizada e à mão. Faça seleções para ocasiões especiais e presentes surpresa. Escolha, especialmente, musicas sensuais, românticas e espirituais, para utilizar durante as relações.

32. "À LA COLEGIAL"

Realizem fantasias sexuais nas quais você finge ser uma garota colegial virgem. Relacionem-se por algumas horas de preliminares, apenas. Não consume a relação sexual, não deixe que a relação chegue ao clímax: sem ejaculações, sem orgasmos. Vocês estarão muito quentes no dia seguinte!

33. BEIJAR O CORPO

Utilize as letras do alfabeto de A a Z. Para cada letra, encontre um lugar no corpo para beijar; uma parte cujo nome comece com essa letra. Se você não lembra de uma parte para alguma letra em especial, crie um nome. Alternem-se encontrando lugares para beijar. Isto lhe trará diversão em diversos aspectos!

34. CORAÇÕES POÉTICOS

"Afterplay" é o que você faz após uma relação sexual e, nesse caso, ele não inclui rolar para o lado e dormir. Após terminar a relação amável e delicadamente, escreva um poema curto no qual você descreva o que vocês sentem um pelo outro. Escreva-o quando você está em um estado alterado após um fazer amor sublime – profundamente ligados pelo emocional, pelo intenso prazer e saciamento, inspiração criativa – pode ser uma experiência maravilhosa. Não se preocupe quanto a quão boa será sua poesia. Tudo o que você precisa é compartilhar sinceramente aquilo que seu coração aberto lhe diz para escrever. Conforme você repetir este exercício várias vezes, ficará espantado em ser capaz de comunicar tal amor sublime e belo. Você vai descobrir que esse amor e beleza são expressões simples e honestas de sua verdadeira natureza.

35. ROCA

Fique nu e use tintas para o corpo laváveis para desenhar a roca (ou outros símbolos de chakra, como triângulos e estrelas dentro de círculos rodeados de pétalas de lótus) para o sete chakras ou pontos de energia em seus corpos. Se você usar henna em vez de tintas para o corpo, seus desenhos irão durar duas ou três semanas. Localize os pontos de chakra, as cores indicadas são as seguintes:

1. O períneo — vermelho
2. Ventre (acima do osso púbico e abaixo do umbigo) — laranja
3. O Plexo Solar (centro do corpo, abaixo de suas costelas) — amarelo
4. O coração (centro do peito, entre o mamilos) — verde
5. A garganta (onde o pomo de Adão do homem fica localizado) — azul
6. O terceiro olho (centro da testa) — roxo
7. A coroa (centro da parte superior da cabeça) — branco

Continue fazendo amor. Quando tiverem terminado, lavem a pintura.

36. VESTINDO-SE

Utilizem fantasias e máscaras durante as preliminares. Mudem de roupa várias vezes ao longo de várias horas de sexo, escolhendo vestes diferentes para estabelecer humores variados.

37. BRINCANDO COM
O LADO SELVAGEM

Prenda seu amante com uma venda e o amarre-o. Uma das mais simples e mais comuns fantasias, e uma forma excitante e erótica de relação, também é uma das melhores maneiras de explorar a entrega incondicional e a confiança total. Você é vulnerável à piedade do seu amante. Use tiras de seda, de couro ou de outros tecidos leves ou naturais. Lenços de seda funcionam perfeitamente, mas lembre-se de não fazer os nós tão apertados para não prejudicar a circulação do sangue. Use algemas, principalmente as com proteções suaves para a pele delicada dos punhos e tornozelos, que estão disponíveis na maioria dos sex-shops. A seguir, estão algumas ideias para despertar a sua imaginação, provocar e "torturar" sua vítima impotente:

- Aqueça uma colher de chá de água quente e aplique em várias partes do corpo.
- Faça o mesmo com cubos de gelo.
- Coloque uma colher de mel misturada com pimenta-do-reino em sua boca e então tome o *lingam* de seu amante em sua boca, colocando-o em contato com a mistura de mel e pimenta.
- Dissolva uma menta muito forte, como um "Altoid", em sua boca e execute cunnilingus em seu amante.
- Dê mordidas e arranhões exóticos no corpo disposto de seu amante.
- Derrame um pouco de bebida alcoólica nos mamilos e em seguida, sorva-os.
- Pinte o corpo do seu amante com cobertura de chocolate, mel ou chantili e, então, lamba.

38. FANTASIA DE MÉDICO

Os exames de mama devem ser regulares e são essenciais para todas as mulheres. Combine esta atividade com uma fantasia em que seu amante é um médico que está executando uma consulta para um exame de mama. O que começa como um exame de mama legítimo se transforma em um proibido encontro apaixonado entre médico e paciente. Com um pouco de imaginação, você pode chegar a um exame vaginal, exame retal e assim por diante. Inicie dizendo: " tire suas roupas ".

39. OS ALIMENTOS PARA O DEUS E PARA A DEUSA

Prepararem uma refeição, juntos, em várias estágios de nudez. Interrompam a preparação de alimentos para fazerem amor rápido e apaixonadamente, sem o homem ir à ejaculação. Fazer amor várias vezes, de um a cinco minutos, rapidamente, enquanto prepararam a refeição, pode excitá-lo até um frenesi enlouquecedor e intenso. Vá a picnics. Alimentem um ao outro, às vezes vendados. Use os dedos. Façam um pouco de confusão. Vista lingeries comestíveis e as devore como uma entrada ou uma sobremesa.

Ritual e cerimônia

O Tantrismo coloca que o Homem e Deus são uma unidade não-divisível (não-dual). Deus é tudo; portanto, você — e todos e tudo — são também Deus. Nada é separado de Deus, porque separação implica em dualismo. Isso difere do Panteísmo, que sugere que há um Deus e tudo faz parte de Deus. No Tantrismo, todas as coisas não são *parte* de Deus; tudo é Deus. Considere um holograma, como uma analogia para ajudar a compreender este conceito. Holografia é um método fotográfico no qual a luz de três fontes diferentes reflete um objeto em uma superfície, capturando a imagem em três dimensões. Quando a luz é mostrada através daquela imagem gravada, um objeto igual ao anterior aparece; e pode parecer com uma pessoa de verdade, diante de você. Se você recortar a imagem original gravada na metade e projetar a luz através dele, você ainda receberá a imagem inteira. Em outras palavras, cada parte da imagem, embora pequena, contém 100 por cento de toda a imagem. Como estamos sob a forma corporal, vemos o mundo de modo duplo e utilizamos conceitos dualistas para ajudar-nos a compreender sua natureza. Então, na prática Tantrica, embora tudo seja Deus, Shiva e Shakti são mostrados como aspectos masculino e feminino. Shiva é fundamental, consciência imutável. E Shakti é a face criativa desta consciência, a energia da vida. Durante o sexo Tântrico, os amantes tornam-se o par de Deus e Deusa: Shiva e Shakti e, em sua união, eles reconectam-se com o Eu essencial. De certa forma, você lembra de quem você realmente é. Rituais Tântricos e cerimônias ajudam você a transcender a limitada percepção do Eu como um indivíduo separado e o reune com tudo. Você não é apenas uma fotografia bidimensional, plana; você é definitivamente holográfico. Em todas as cerimônias Tântricas e rituais, é mais importante que você cultive um estado de consciência caracterizada pelo amor, adoração e culto. Você entrega seu mais alto Eu e se abre para acolher uma infusão de benção conforme relaxamento do que você é Shiva e Shakti. Você pode aprimorar qualquer prática cerimonial pela abstenção de relações sexuais por um ou mais dias de antecedência. Jejum também eleva sua consciência e a receptividade para a energia cósmica. Quanto mais longo seu período de preparação com abstinência sexual e jejum, mais intenso vai ser seu ritual. Historicamente, praticantes tântricos também usam substâncias intoxicantes para melhorar sua experiência. Eles também empregam materiais naturais em seus rituais como símbolos de qualidades divinas. Rituais Tântricos, geralmente, envolvem a preparação de um espaço sagrado, banhos, se lembra de corpo, limpeza a mente com meditação e respiração profunda, descartando o mal e convidando o amor, centrando-se no objetivo final do ritual (união com Shiva/Shakti), e dando graças um ao outro, honrando ao Deus e a Deusa dessa maneira.

RITUAL TÂNTRICO 1: EU SOU ISSO

No Tantra, Shiva é a testemunha pura da consciência, da qual saem todas as experiências e para qual eventualmente todas voltam. Shakti é a manifestação da realidade física da consciência pura. "Eu" refere-se aos vários objetos (árvores, pedras, água) de realidade física que constroem o universo, tanto quanto os sujeitos, incluindo você e todos os outros seres humanos – cada qual com uma consciência particular da existência. Quando você repete o mantra "Eu sou isso", está reconhecendo a unidade dessa trindade: Shiva (eu), Shaki (sou) e você (aquela). Repetindo essa mantra, você estabelece sua intenção de acordar e retornar para a consciência divina. Quantas vezes você tem repetido esse mantra? Um aluno perguntou a seu professor quantas vidas eles precisaria repetir isso. O guru respondeu: "Apenas setenta mil". E, nesse momento, ele iluminou-se.

RITUAL TÂNTRICO 2: "AS TRÊS BATIDINHAS"

Esse ritual simples honra e reconhece, simbolicamente, o ciclo de unidade/dualidade/unidade, nascimento/vida/morte. Nossa consciência individual vem da consciência cósmica (nascimento), existe para fazer uma visita rápida ao dualismo do tempo e do espaço com a consciência de todos os pares de opositores (vida), e então retornar à condição eterna (morte).

A primeira "batidinha"

A primeira batidinha é no pé. Enquanto você move cada pé, diga o seguinte em voz alta: "Meu corpo é o universo inteiro. Eu sou o meu corpo. Meu corpo é minha liberdade". Seu pé é a parte mais próxima da Terra; a realidade material, a parte mais grosseira da consciência manifestada como forma. Eles são a forma de mover-se de um lugar para o outro, simbolizando a movimentação de uma consciência individual para uma consciência cósmica mais expandida.

A segunda "batidinha"

A segunda batidinha é de uma mão para a outra. Enquanto você toca cada mão, diga ao seguinte em voz alta: "Eu sou minha mente, pensamento, percepção e todo o processo de conhecimento das coisas. Minha mente é a minha liberdade". Suas mãos simbolizam aquilo que carrega a realidade material e forma a realidade de formas usuais, enquanto a vive de maneira efêmera e curta, eventualmente dissolvendo-se novamente na "Última realidade".

A terceira "batidinha"

A terceira batidinha é na coroa da cabeça, no chamado chakra coroa. Enquanto você toca a sua cabeça, diga em voz alta: "Eu sou o sábio, a testemunha, o Criador antes do tempo e do espaço, no tempo e no espaço, depois do tempo e do espaço. Eu sou o Deus e a Deusa, tudo e todos, o primeiro, sendo que não há um segundo. Eu sou minha alma e minha alma é minha liberdade". O chakra coroa é aquele que une o dualismo do mundo material ao mundo individual da consciência pura.

42. O RITUAL TÂNTRICO 3: HONRANDO O *YONI* E *LINGAM*

Revezem-se contemplando os genitais um do outro. Um dos dois senta-se em uma cadeira com as pernas bem abertas, expondo os genitais. Seu parceiro senta-se no chão, exatamente na sua frente.

Um homem contemplando o *Yoni* de sua parceira repete essas palavras, seja em voz alta ou em pensamento silencioso: "Esse *yoni* é a maravilhosa Deusa Shakti em carne; fonte de toda a vida, toda a cura e minha libertação das ilusões, confusões e sofrimento. Ela é a fonte de prazer sublime e de todas as coisas boas".

Uma mulher contemplando o *lingam* do parceiro repete essas palavras seja em voz alta ou pensamento silencioso: "Esse *lingam* é Shiva em carne; a onda de luz, semente da vida e minha libertação das ilusões, confusões e sofrimentos. Ele é fonte de prazer sublime e de todas as coisas boas".

Olhem por vinte minutos, ou cerca de uma hora, e repitam essas palavras novamente. Vocês estão honrando o *yoni* e o *lingam* como símbolos das energias universais masculina e feminina, retornando-o para sua origem divina: a consciência cósmica.

43. RITUAL TÂNTRICO 4: ESPAÇO INTERIOR/ ESPAÇO EXTERIOR

Nessa cerimônia simples você reconhece dez direções: leste, sudeste, sul, oeste, noroeste, norte, nordeste, horizonte(abaixo) e céu (acima). Pela nomeação e honra dessas dez direções você clama seus poderes e propriedades pessoais e liberta-se de todos as questões relativas a espaço e localidades limitadas. Você clama a sua liberdade para mover-se para qualquer lugar do planeta no seu corpo e ainda, como consciência pura, fora de seu corpo, além do tempo e do espaço. Enquanto você se expande para todas as direções simultaneamente, conclui qual é a sua identidade no espaço infinito.

Na prática espiritual, assume-se que em qualquer direção que você vá, estará sempre indo para leste. Isso é significante porque deixa claro que seu Eu essencial transcende as limitações geográficas de direções de compasso. Se você conhece a direção leste do compasso, comece essa prática por ela, se não sabe, encare qualquer direção que escolher; por exemplo aquela que tem a melhor visão, como aos pés de uma penhasco, no meio de um rio ou fora de uma janela. Olhando para o leste, o sul fica a sua direita e o norte à sua esquerda.

Para começar olhe para o leste, estale os dedos de ambas as mãos e cante "OM" três vezes. Vire-se em direção ao sol (na direção sul), repita o estalar e o canto para cada direção. Para o horizonte, olhe para baixo em direção a terra e aos céus e olhe para cima para o céu. Termine com o paraíso.

44. RITUAL TÂNTRICO 5: ÁGUA SAGRADA

Deixe um copo de cristal contendo água diretamente na luz do sol por um dia inteiro para remover todas as contaminações energéticas. Abençoe a água da seguinte maneira: toque o polegar e dedo médio de cada mão para formarem um círculo. Você fará uma forma simbólica do infinito (espaços transcedentais) e eternidade (tempos transcedentais). De pé, olhando um para o outro, coloque dois símbolos infinitos juntos na água purificada. Essas ações das mãos são o que é chamado de mudras (movimentos corporais ritualizados). Cantem o mantra "OM" juntos, 27 vezes.

Essa água benta pode ser utilizada para práticas cerimoniosas.

Borrife água pelo quarto, em cima de sua cama, seu altar ou a comida que você comerá, abençoando tudo o que você usa e vê durante sua prática sexual sagrada.

- Borrife-a pelo quarto, seja na lata de lixo, em cada porta para proteção contra entidades que não são bem vindas, espíritos ou energia negativas.

45. RITUAL TÂNTRICO 6: CINCO OFERTAS

A essência do universo físico está nesses cinco princípios: etéreo (espaço), ar, fogo, água, e terra. Nesse ritual, você utiliza esses cinco elementos para honrar o *yoni* e o *lingam*, símbolos de Shakti e Shiva. Fazendo isso, você solicita os poderes dos cinco elementos, balanceando energias masculinas e femininas e retornando para a consciência da Deusa, a qual diz: "Eu sou isso".

Juntando essas propriedades: flores para o etéreo, incenso para o ar, uma vela para o fogo, sua água benta para a água, barro para modelar e terra molhada para a terra.

Honrando o yoni

- A mulher permanece deitada, nua.
- Seu amante acende a vela e a coloca entre suas pernas, perto do *yoni* dela.
- Ele delicadamente coloca um pouco do barro molhado em seus lábios vaginais.
- Vagarosamente ele coloca a flor e borrifa a água benta no *yoni* dela.
- Ele acende o incenso e o defumador.
- Segurando a vela com sua mão esquerda e o defumador com a direita, ele movimenta a vela em sentido horário e o candelabro no antihorário, três vezes. Esse moção cria um símbolo infinito e leva a consciência de volta para a sua origem divina: "Eu sou isso".
- Enquanto mexe a vela e o candelabro, ele repete essas palavras, uma frase para cada um dos círculos:

  - "Eu honro o seu *yoni*."
  - "Eu me entrego o seu *yoni*."
  - "Quando eu entro neste local sagrado, eu acordo para tornar-me apenas um junto com a Deusa."

Honrando o lingam

- O homem permanece deitado.
- A parceira ascende uma vela e a coloca entre suas pernas.

- Ela gentilmente derrama um pouco do barro molhado na ponta do pênis do parceiro.
- Ela borrifa as flores e água benta nele.
- Ela acende o incenso.
- Segurando a vela com sua mão esquerda e o defumador com a direita ela movimenta a vela em sentido horário e o candelabro no antihorário, três vezes. Esse moção cria um símbolo infinito e leva a consciência de volta para a sua origem divina: "Eu sou isso". Enquanto move a vela, ela repete essas palavras, uma sentença de cada vez:
  - "Eu honro o seu *lingam*."
  - "Eu me rendo ao seu *lingam*."
  - "Quando o seu *lingam* entra em minha cavidade sagrada eu desperto para tornar-me apenas uma com Deus."

46. RITUAL TÂNTRICO 7: *YONI* E *LINGAM* PUJA

Em Sânscrito, puja quer dizer: "oferenda, honra, adoração, meditação, cerimônia e ritual. Esses são os elementos da cosmologia indiana: etéreo (espaço), ar, fogo, água e terra. Você deverá colocar esses quatro líquidos em seus genitias:

- Etéreo: óleo de cozinha;
- Ar: leite;
- Fogo: mel;
- Água: sua água benta;
- Terra: iogurte.

Enquanto os fluidos entram em contato com o seu *yoni* e o *lingam*, eles se purificam, energizam-se e tornam-se abençoados. Quanto você consome essa mistura, ela permite que você entre no reino sagrado e misterioso da consciência cósmica, no qual você conclui que não é separado de Shiva e Shakti, mas que, ao contrário, você é Shiva e Shakti. De acordo com o *Upanishads* (*Mahanarayanopanisad*): "Por essa oblação, minha mente, fala, visão, audição, odor, intelecto, intenção e vontade devem purificar-se. Meus sete ingredientes corporais – pele interna e exterior, carne, sangue, gordura, tutano, tendão e ossos – devem tornar-se livres de impurezas."

- Nu, deite-se ou sente-se em uma posição que torne fácil para o seu parceiro capturar os fluídos que saem de seus genitais. Use um recipiente pequeno ou um copo decorativo para pegá-los.
- Um de cada vez, aplique cada fluido em seus genitais enquanto diz: "Eu sou o etéreo", "Eu sou o ar", "Eu sou o fogo" e coisas do gênero.
- Após juntar as misturas, cada um deverá beber metade do elixir do *yoni* e metade do elixir do *lingam*.
- Enquanto bebe, fale alto três vezes: "Eu sou aquela", enquanto coloca em sua consciência que você é Shiva/ Shakti.

Para uma variação poderosa, adicione suas secreções ao elixir: sêmem, urina, sangue menstrual e secreções femininas. Na tradição Tântrico, esses fluidos são sagrados e carregados de força da vida espiritual. Consumi-los enche o seu ser de energia e desperta seu nível mais alto de consciência. De acordo com o Tantra *Chandamaharosana*: "coma a minha essência, beba as águas da libertação. Esta é a melhor dieta consumida por todos os Budas".

47. RITUAL TÂNTRICO 8:

Cinzas de madeira simbolizam o vazio que fica depois do fogo ter queimado todas as impurezas e todo o egocentrismo, deixando apenas a consciência pura de Shiva. O sangue menstrual é o símbolo do poder da força da vida – energia de Shakti – na criação da manifestação da realidade. Realize o seguinte ritual:

- Espalhe cinzas brancas por todo o seu corpo.
- Marque o topo do seu pé, seu umbigo (exatamente abaixo da barriga), seu plexo solar, o centro do seu coração, seu terceiro olho e o topo de sua cabeça com gotas de sangue menstrual.
- Misture três gotas de sangue menstrual e três punhados de cinzas de madeira em um copo de sua água sagrada.
- Beba três goles de seu elixir sagrado e coloque metade do restante do líquido acima das cabeças de cada um.
- Juntos, digam em voz alta 108 vezes: "Eu sou isso".

- Durante o intercurso sexual e no clímax, ambos falem alto: "Eu sou isso", três vezes.

48. RITUAL TÂNTRICO 9: CERIMÔNIA DA ENTREGA

Nesta cerimônia, o homem entrega-se totalmente à sua Deusa. De acordo com o *Hevajra Tantra* budista: "Todas as vezes, seja lavando os pés ou comendo, enxaguando a boca, esfregando as mãos, preparando-se para agir, saindo, conversando, caminhando, ficando irritado ou rindo; o homem sábio deve sempre procurar honrar sua dama". Na primeira noite, permitido a ele dormir no mesmo quarto, mas apenas no chão, ao lado da cama dela. E ele deve descansar apenas após lavar e perfumar os pés de sua Deusa. Na segunda noite, ele pode dormir na cama com ela, mas deve estar completamente vestido. Na terceira, noite ele pode dormir nu ao lado dela, mas sem tocá-la. Na quarta noite, ele pode beijá-la e acariciá-la, mas não pode tocar o *yoni*. Na quinta noite, ele pode ter prazer oralmente com o *yoni*, mas não pode adentrar este local sagrado. Na sexta noite, ele pode penetrar o *yoni* com seu *lingam*, mas não deve ejacular. Na sétima noite, ele pode ejacular, se quiser, ou pode reter-se voluntariamente. De acordo com o *Chandamaharosana Tantra*: "Eu (Shakti) sou corporeamente idêntica a todas as mulheres e não há forma de ser adorada, exceto pela adoração de uma mulher. Percebendo que ela completa meu corpo, ele pode fazer amor com a mulher dele. Pois, unindo o *vajra* (*lingam*) e o *padma* (*yoni*), eu irei garantir a iluminação".

49. RITUAL TÂNTRICO 10: RITUAL PRINCIPAL DO TANTRA

De acordo com o *Kamakhya Tantra*: "O verdadeiro devoto deve adorar a Mãe do Universo com bebidas, peixes, carne, cereais e copulação". Estes são frequentemente referidos como os "5 ms": *madya* (vinho ou outra bebida alcóolica) , *matsya* (peixe) , *mamsa* (carne), *mudra* (variedade de grãos, as vezes misturados com maconha), e *maithuna* (uma mistura de secreções genitais; por exemplo, sangue menstrual e sêmen). Diferentemente, praticantes celibatários de Tantra substituem os ingredientes dos "5 Ms" por: leite de coco, queijo, amêndoas, arroz e mel.

O Ritual Principal do Tantra, em Sânscrito, é *pancamakara* (cinco observâncias). No Oeste, o termo *maithuna* é agora comumente usado como sinônimo de *pancamakara*, referindo-se a toda a prática, não apenas à mistura de secreções genitais. Historicamente, *pancamakara* foi frequentemente celebrado por grupos de amantes. Sumérios tinham uma prática similar chamada *Hieros Gamos* (do grego), referindo-se à copulação sagrada. Há uma cena de *Hieros Gamos* no filme *De Olhos Bem Fechados*(*Eyes Wide Shut, 1999*) de Stanley Kubrick, e a prática é mencionada no livro O Código Da Vinci, do Dan Brown. Na Wicca, há uma cerimônia similar, chamada de "Grande Rito".

Pancamakara refere se à prática sacramental de relações sexuais – a meditação do sexo. É um ritual Tântrico elaborado, com muitas partes, culminando em uma forma de união sexual sagrada, na qual homem e mulher tornam-se *um*. Como todos os rituais Tântricos, sua intenção é despertar a sua percepção de que é formado por Shiva/ Shakti. Você estimula intencionalmente suas faculdades mentais e sentidos físicos ao máximo, clamando que a força de sua energia vital seja despertada. Ou, como Philip Rawson declarou, "Desenvolva seu prazer ao máximo possível, então utilize-o como um combustivel espiritual". Neste ritual, ao proibir-se o orgasmo ejaculatório, você desperta a energia *kundalini* que permanecia adormecida em seu cóccix, então ela pode fluir por sua coluna dorsal, chegando ao seu cérebro como um surto de consciência abençoada. De acordo com Gopi Krishna: "A ambrósia é como um néctar de secreção reprodutiva, em que o mais elevado ponto de êxtase surge em seu cérebro como uma sensação de intenso prazer, mesmo que o orgasmo sexual parecesse insignificante antes disso. Esta sensação inacreditável – percorrendo toda a sua espinha dorsal, o órgão de geração e o cérebro – é um incentvo natural ao ato reprodutivo". Dos cinco Ms, *madya* pode incluir uma série de bebidas alcoólicas, assim como intoxicantes e afrodisíacos. Vinho e cerveja são exemplos de álcool. Outros intoxicantes podem incluir maconha ou haxixe. Com intoxicantes, embora não seja o ideal, a moderação é o melhor. Como afrodisíacos nós sugerimos doses de bebidas alcoólicas, como Damiana e Muira Puama.

Se você usar esse afrodisíaco diariamente no "Ritual Tântrico 9: Cerimônia da Entrega" você terá feito uma extraordinária preparação para o ritual *pancamakara*. Aqui estão os passos básicos para o Ritual Principal do Tantra (*Pancamakara*):

1. Honrar o Deus e a Deusa, pedindo-lhes permissão para entrarem em união.
2. Ritual Tântrico 1: "EU SOU ISSO" (combine o mantra com respiração harmonica e olhe nos olhos).
3. Crie um local sagrado (em forma de mandala).
4. Ritual Tântrico 4: Espaço exterior/espaço interior.
5. Banho sagrado (uma forma de mudra).
6. Ritual Tântrico 2: As três batidinhas.
7. Ritual Tântrico 6: Cinco Ofertas (honrando as deidades *yoni* e *lingam*).
8. Massagem erótica (inclui massagem interna da próstata).
9. Relação sexual sagrada (varios clímax, com as posições *Yab Yum* e Tesoura).
10. Os cinco Ms (compartilhe vinho, comida, e secreções genitais durante algumas horas).
11. Ritual Tântrico 7: *Yoni* e *Lingam* Puja.
12. Agradeça.

50. MAGIA SEXUAL

À medida em que aborda e passa a ter a experiência do clímax orgasmático, crie uma imagem clara em sua consciência de um resultado que é o total desejo do seu coração. Imagine o centro do chakra no meio da sua testa (seu terceiro olho) abrindo-se e visualize um projétil de energia pura carregando sua imagem pelo escuro do espaço. Veja o projétil estourar com bits de luz colorida espalhando-se de uma só vez por todas as direções – por exemplo, as sete cores dos chakras são: vermelho, laranja, amarelo, verde, azul, lilás e branco. Todas as possibilidades existem no infinito do espaço. Sim, você pode criar o que quer de verdade porque " Você é aquilo". O poder dessa magia sexual é dramaticamente aumentado quando ambos tem a mesma visão na mesma hora. Concentre-se em um único desejo cada vez que fizer amor.

SEIS

Continuando sua prática

Você completou sua incrível jornada de 28 dias juntos. Construída naquilo que nós trabalhamos tanto para atingir pela continuação de sua prática. Neste capítulo, nós damos sugestões para atividades diárias tanto quanto recomendações para conexões semanais, mensais e anuais. Mantenha sua relação próspera, apaixonada e espiritualmente renovada por "anos a fio".

Diariamente

No plano de 28 dias, você aprendeu e aprimorou sua técnica com sessões diárias de 20 minutos juntos. Nós o encorajamos a continuar praticando em dupla, mas se você desejar progredir mais rápido, também ainda pode adicionar exercícios do Tantra para serem feitos apenas por você, ao longo do dia. Abaixo, nós descrevemos, detalhadamente, três práticas possíveis. Primeiramente, há práticas para serem realizadas apenas em dupla. A seguir, sugestões para atividades para serem feitas tanto com um parceiro como por você. Por fim, práticas para serem realizadas apenas por você, quando estiverem separados.

1. Praticar apenas juntos

Continuar com a conexão de 28 dias aumentará exponencialmente a intimidade de sua relação.

- Se você não puder praticar 20 minutos juntos todos os dias, tente a cada dois ou três dias ou mais vezes por semana.
- É altamente recomendado incluir:
  - Pulsação do PC (tente diferentes variações);
  - Troca de olhares;
  - Exame corporal e fundamentos;
  - Meditação e respiração consciente;

- Escolha um exercício do planejamento de 28 dias ou algo desse capítulo.

- Você pode repetir qualquer um dos dias do plano de 28 dias.
- Você pode adicionar novas atividades às porpostas desse capítulo.

PRATIQUEM JUNTOS OU SOZINHO

Faça algumas atividades sozinho diversas vezes durante o dia e outras juntos.

Nós recomendamos muito que você inclua esses:

- Exame corporal e conhecimentos básicos: vocês podem continuar essa prática juntos e ainda realizá-la durante o dia, quando quer que se lembre delas. Eventualmente, você pode estar sentado no chão todo o tempo, mesmo quando estiver executando outras atividades complexas.
- Pulsação do PC e cinco apertos: execute-o com seu parceiro durante uma combinação de práticas de respiração e, ou os espalhe pelo momentos do dia, sozinho; por exemplo, enquanto estiver sentado, dirigindo ou esperando.
- Olhares de amor: realize esse exercício por dois minutos, juntos.
- Outras atividades descritas nesse capítulo como:
  - Risos de amor: dois minutos, sozinhos ou acompanhados.
  - Flash repentino de meditação para o amor: cinco minutos juntos ou separados.
  - Meditação das "Tesoura dos Amantes" cinco minutos com o maior nível de intimidade possível, se tiverem o luxo de caminhar juntos pela manhã ou terem dormido juntos durante a noite.

O tempo que essa prática leva (entre um e cinco minutos) permite que até a mais ocupada das pessoas possa colocá-la na agenda. Não é exigido tempo extra para as bases ou pulsação do PC: você pode realizá-los enquanto está fazendo outras coisas. As outras quatro práticas listadas podem ser realizadas em um total de 15 minutos. Você pode fazer as "Trocas de olhar", "risos de amor" e práticas de meditação a qualquer momento do dia. Por exemplo, podem realizar os olhares do amor, logo que se encontrarem após chegar do trabalho, risos do amor logo antes do jantar e "Tesoura dos Amantes" ou a "meditação para o bliss", logo após terem acordado, de manhã. O desafio real não é encontrar um tempo adequado, mas lembrar-se das práticas. Crie alguma maneira de ajudá-lo a lembrar-se; por exemplo colocar post-its onde você olhe sempre, amarrar uma fita no seu pulso, lembretes em seu computador e assim sucessivamente.

2. Quando vocês estão distantes – exercícios para fazer sozinhos.

- É muito difícil encontrar um casal que esteja junto todos os dias do ano. Você pode continuar a praticar mesmo estando fisicamente distante por um tempo consideravelmente longo. Então, quando estiverem juntos novamente, serão cobrados um pelo outro a continuar.
- É altamente recomendável:
  - Exame corporal e fundamentos.
  - Pulsações do PC.
  - Umas das respirações e meditações (cinco por dia).
  - Uma das práticas de meditação e respiração dos 28 dias ou desse capítulo.
  - Qualquer outra coisa que tenha apelo com você, como a prática "Você é perfeito" encontrada nesse capítulo.

Semanalmente

ALTAMENTE RECOMENDADO

- Sessões de prática do amor estendidas (por uma hora, no mínimo).
- Massagem interna da próstata.

Um dos maiores desafios para manter uma relação amorosa saudável é conseguir separar um tempo semanal para investir nela. Conseguir conciliar cuidados com as crianças é outra tarefa difícil. Uma solução criativa é "trocar" os cuidados com as crianças com um outro casal: em ocasiões distintas, cada um cuida dos filhos do outro. Assim, ambos podem ter um tempo sozinhos. E ainda há a opção de uma contratar uma babá.

Mensalmente

ALTAMENTE RECOMENDADO

- Uma prática completa de 30 minutos de um minuto de aperto de PC. Veja as vantagens dos exercícios de pulsação do PC para homens e mulheres nesse capítulo.

- Um fim de semana dos amantes, distantes de casa, família e trabalho, pelo menos duas vezes por ano, deve ser possível aos casais, se eles realmente quiserem fazer isso. Por que não fazer disso um fim de semana de aprendizado, durante o qual vocês assistam a um seminário sobre relacionamento ou sexualidade sagrada?

Anualmente

ALTAMENTE RECOMENDADO

- Renove seus votos de compromisso.
- Repita o plano de 28 dias de prazer para alcançar o êntase Tântrico.
- Tire uma folga romântica de uma semana, apenas vocês dois. Desliguem-se de todas as responsabilidades da vida, especialmente das relacionadas à trabalhos e aos filhos. Imagine-se desconectado de seu celular, pda e computador por toda a semana.

Sessões opcionais

Escolha, frequentemente, as opções que você desejar, acrescentando-as a sua prática diária, semanal ou mensal de amor.

- Relacionamento e comunicação;
- Respiração;
- Meditação;
- Circulação e intercâmbio de energia;
- Boa forma sexual.

RELACIONAMENTO E COMUNICAÇÃO

Removendo os bloqueios

Quando tiver um problema com seu amante, isso pode sabotar o ato de fazer amor de vocês. Às vezes, sentimentos negativos podem ser tão fortes que você não tem a menor vontade de fazer parceiro. Primeiro, escreva uma carta para o seu amor explicando a situação o mais objetiva e honestamente que puder. Em segundo lugar, escreva uma outra como se fosse a resposta que você gostaria de receber de seu amante. Mostre as duas a seu parceiro e inicie um diálogo a respeito da situação.

Prepare-se para o amor

Planeje e prepare-se para longas sessões de amor com o mesmo investimento de tempo e energia que você colocaria em preparar-se para uma apresentação de negócios, um curso universitário ou se estivesse se apresentando numa performance artística.

- Criar um espaço sagrado é algo que recomendamos toda a vez que planejar ter uma longa sessão de amor. Junte vários objetos para utilizar na criação de seu espaço para o amor e os mantenha ao alcance das mãos, assim os encontrará com facilidade quando quiser utilizá-los.
- Pesquise informações sobre assuntos interessantes para conversarem, particularmente algo sobre o qual seu parceiro se interesse. Ponha-se fora de sua zona de conforto; por exemplo, selecionando um tópico que seja completamente novo para você.
- Prepare perguntas para seu amante durante os momentos de brincadeira, especialmente após a relação.
- Selecione roupas ou fantasias que possa usar no decorrer da prática, ao longo de suas horas juntos; por exemplo: lingerie sexy, robbes, vestidos de festa, fantasias eróticas e casuais para brincar de encarnar personagens.
- Tenha uma seleção de brinquedos eróticos à disposição. Verifique suas baterias.
- Tenha músicas específicas para humores diferentes; por exemplo, para dançar juntos, dançar rapidamente, música mística, música sexy para momentos de fazer amor e baladas românticas para "abrir o coração".
- Colecione poesia erótica ou contos para ler para o seu amante, ou encontre livros de fotografia erótica que vocês possam olhar juntos.
- Organize uma seleção de outras propriedades dentre as quais você possa escolher, de acordo com o seu humor na situação. Seguem alguns exemplos:
  - Sabonetes sensuais, sais de banho ou bolhas de sabão;
  - Olhos e difusores sensuais;
  - Óleos de massagem;
  - Lubrificantes de água ou silicone;
  - Velas;
  - Belos tecidos (vermelhos, lilás e dourados);
  - Tintas a base d´água;
  - Água em garrafas ou soda;

- Champagne ou vinho com copo apropriado;
- Aperitivos saudáveis, frescos, leves, e comida nutritiva para almoço ou jantar;
- Frutas frescas;
- Chocolate preto;
- Instrumentos musicais;
- Objetos para cerimônias tais quais a bola musical Tibetana;
- Uma coleção de máscaras, gravatas borboletas e outros objetos exóticos para brincadeiras sensuais;
- As melhores toalhas e lençóis de linho que você puder comprar;
- Flores recém cortadas e uma seleção de plantas caseiras;
- Itens para um sexo seguro, como camisinhas, luvas de látex.

Relacionamento como prática espiritual

A maioria das nossas questões psicológicas emocionais vem com o contexto de relacionamentos íntimos. Use essa condição natural e universal para ajudá-lo a amadurecer e melhorar. Mude de papel com seu parceiro colocando para ele o quanto as questões emocionais da relação os tem possibilitado de crescer e iluminar-se espiritualmente.

Por exemplo: discordâncias financeiras podem mostrar-lhes que vocês trazem consigo, desde a infância, uma consciência de pobreza. Agora que vocês encararam isso, podem trabalhar para começar a modificar esse padrão, por exemplo, criando abundância em todos os níveis. Ou pode, descobrir que medo de conexão sexual mais íntima pode ser resultado de abuso sexual quando criança. Essa sabedoria abre caminho para uma profunda cura interior, abrindo-o para as experiências das maravilhas do êxtase sexual.

Tornando-se consciente do como a sua relação o tem ajudado a curar as feridas do passado, pode prover-lhe motivações poderosas para continuar usando-a como um de seus maiores bens espirituais. Preste atenção aos assuntos sobre os quais vocês frequentemente discordam e discutem. Cada um deles é uma porta para que você se liberte e caminhe na direção de sua liberdade espiritual. Em vez de brigarem um com o outro por causa dessas diferenças, use essa energia para transcender os limites atuais e tornar-se inteiro.

Renove seus votos de compromisso

Se você está em uma relação de compromisso de bastante tempo, renove seus votos todo ano. Faça isso só vocês dois, ou convide testemunhas. Nessa cerimônia, comunique, de todas as maneiras que você quer, precisa e ama o seu parceiro. Adicione ainda promessas de que intenciona honrá-lo, ser fiel e passar o tempo todo junto dele. Muitos de nós tiveram a experiência de quebra de votos, então não é realista assumir que votos feitos uma vez, durarão para sempre. Pela renovação anual deles, você confirma que seu compromisso permanece forte. Também lhe dá a oportunidade de atualizá-los de maneira que eles precisa e honestamente expressem como se sentem no momento, em relação um ao outro. Consumem seus votos com uma apaixonada noite de amor.

Apenas porque ama

Uma vez por mês, surpreendam um ao outro com um presente especial: um que comprou ou que fez. Se quiser, embale-o belamente para presentear a pessoa amada. Enquanto entrega o presente, deixe claro que está dando aquilo apenas porque ama e quer honrar a pessoa amada. Seu par merece todas as coisas boas e você não espera nada em troca. É simplesmente sua forma de dizer: "eu te amo somente por você ser você, porque está aqui comigo e serei sempre muito grata(o) por isso".

RESPIRANDO

Dez respirações para o centro do ciclo ne

Respire fundo, até estar confortavelmente cheio de ar. Quando estiver cheio de ar, expire profundamente. Inspire e expire na mesma velocidade, sem nenhuma pausa entre um e outro. Estabeleça um ritmo de respiração deliberado e vagaroso.

Agora, comece a contar suas respirações. Conte cada respiração que exalar. Conte dez respirações. Recomece. Conte as expirações que o ajudam a focar-se. Conte até dez e recomece do número um para uma checagem de atenção. Se você se encontrar no número quinze ou vinte e um, sabe que sua atenção se perdeu. Não transforme isso em um grande problema. Dê em você mesmo um abraço mental por perceber sua mente dispersa e recomece a contagem a partir do um.

A princípio, ir até o dez sem perder o foco é uma melhora significativa. Com a prática ao longo das semanas, você deverá chegar ao número dez, talvez trinta vezes dez. Quando tiver condições de fazer isso, você terá treinado o seu processo de pensamento para manter sua atenção focada no que quer que seja por um extenso período de tempo. A atenção no momento de fazer amor é uma das principais competências do sexo Tântrico.

Respiração hiperdirigida

Enquanto você se torna sexualmente desperto, começa a respirar mais rapidamente. Você pode ainda usar deliberadamente a respiração rápida para construir sua excitação, energia e despertar. Muitos artistas utilizam essa técnica para se preparar para os shows.

Realize a respiração hiperdirigida pela boca. Inspire e expire rapidamente e forçadamente. Você está saturando todas as células de seu corpo com uma grande quantidade de oxigênio. Realize essa respiração por cerca de um minuto e, caso sinta-se meio tonto, não tenha medo. Se estiver com a cabeça rodando demais, reduza o número de respirações rápidas até encontrar sua zona de conforto.

Vinte e sessenta segundos de respiração hiperdirecionada lhe deixa pronto para picos de performance, seja na cama, no palco ou em uma competição.

Respiração Yin/Yang

A respiração *Yin/Yang* equilibra suas energias interiores femininas e masculinas. Ela acorda e equilibra seus centros cerebrais direito e esquerdo, dando a ambos claridade mental e sensibilidade mística. Talvez você note que, durante esse dia, seu corpo cotidianamente passa a respirar de uma narina a outra. Às vezes, a respiração começa em uma narina, estimulando o cérebro direito. A noite, na cama, quando você senta em seu lado direito, você primariamente respira através da sua narina esquerda. Quando se muda para o lado esquerdo, passa a respirar pelo direito.

Com a respiração *Yin/Yang*, você deliberadamente passa a respirar por uma narina de cada vez. Comece levemente apertando seu nariz entre seus dedos. Remova seu dedão, mas continue pressionando seus dedos na outra narina. Inale vagarosamente pela narina aberta enchendo completamente os pulmões.

Bloquear a narina e segure por um curto período. Remova os dedos para abrir a outra narina usando o dedão e exale completamente. Inale pela mesma narina e então recoloque seus dedos, bloqueando-os. Segure. Remova o seu dedão e exale pela narina aberta. Inale pela narina onde o dedão está e, então, a feche. Segure. Remova seus dedos, exale e assim sucessivamente. Repita por cinco ciclos completos.

MEDITAÇÃO

Risos do amor

Ria em voz alta durante dois minutos por dia. Conselho de Mary Kay: "Finja até conseguir fazê-lo". Simplesmente comece a rir e não pare, por dois minutos. Você fará, a princípio, um pouco de exercício físico. Você aliviará o stress, a tensão e enviará muitas energias positivas e endorfina, de quando está sentindo-se bem, para o seu corpo. Pare após dois minutos e analise o seu corpo. Sente-se mais leve, mais feliz, melhor?

Pesquisas mostram que seu cérebro e sistema nervoso central não podem dizer quais são as diferenças entre experiências imaginárias e as verdadeiras, ou seja, os benefícios desses risos são os mesmos de risadas genuínas.

Rajada súbita de bliss:

É uma meditação chave do Tantrismo. Apesar de toda a simplicidade, pode ser frustrantemente difícil porque a mente ativa recusa-se a parar e torna-se muito impaciente com qualquer falta de progresso aparente. Mas, quando funciona, uma epifania de alta consciência vêm para você como uma espécie de flash:

- Sente-se na posição de meditação tradicional, com as pernas cruzadas e a coluna ereta.
- Se possível, sente-se olhando uma parede lisa (preferencialmente branca).
- Sua respiração é devagar e profunda.
- Seus olhos estão abertos. Seu olhar é terno.
- Segure suas mãos descansando com as no seu colo, palmas para cima, e a mão direita no topo da esquerda.
- Você é simplesmente a testemunha. Não há necessidade de fazer mais nada. Enquanto os pensamentos flutuam em sua consciência, permita que eles apenas aconteçam. Apenas note os em sua consciência.
- Você pode tornar-se sábio por meio de sua visão periférica de imagens indistintas ou

manchadas, no canto do olho. A parede branca e sua visão periférica ajudarão sua mente a permanecer quieta. Isso é mais fácil que olhar para um quarto cheio ou paisagem.

Abrace seus desejos

- Sente-se na posição padrão de meditação com as pernas cruzadas e a coluna ereta.
- Respire devagar e profundamente.
- Você é a testemunha, torne-se consciente de seus desejos.
- Foque sua atenção no desejo, com a consciência de que esse desejo é apenas a manifestação da própria Shiva. Não há nada a ser feito com o seu desejo. Não o aceite e não o rejeite. Não tenha nenhuma ação em relação a isso. Apenas mantenha em mente que você é Shiva, olhando Shiva e criando Shiva.
- Qualquer emoção que cresça, positiva e negativa, está apenas criando forma. Você está literalmente criando o universo enquanto senta e medita.
- Deixe essa energia ser. Não tente fazer nada em relação a isso. Não tente nega-la, evita-la ou suprimi-la. Apenas continue sendo a testemunha.
- Enquanto você abraça seu desejo e as emoções associadas a ele como energia pura, elas perdem todo o poder que tem sobre você. Você se torna livre. A energia, então, aje para expandir o seu pensamento.

Você é perfeito

Porque tudo é Deus, tudo é perfeito. Mas nós não entendemos essa mensagem na maioria das vezes. Somos ensinados a julgar continuamente e constantemente procurar por mudanças e melhorias nas coisas e situações, particularmente em nós mesmos. Ajude-se a concluir sua magnificência e sua perfeição com essa prática.

Quando você se olhar em um espelho, olhe profundamente em seus olhos e diga: "Eu sou perfeita(o) assim como sou".

ENERGIA CIRCULANDO E TROCA

Bom dia amantes – Tesouras do amor

Tire a Tv do quarto. Durmam juntos, nus. Aninhem-se a noite toda como coelhinhos. Camas de casal, que não sejam *king*, ou *queen size* são melhores para que vocês fiquem mais juntos. Quando acordarem pela manhã, conectem-se por cinco minutos na posição da Tesoura dos amantes. Fiquem quietos, façam contato visual e respirem com harmonia. Saiba que uma pessoa te ama completa e incondicionalmente e comece o dia prontos para qualquer coisa que o mundo lhes proporcione. Essa conexão emocional íntima e a divisão de energia é uma excelente prática diária. Você pode realizá-la a noite, se preferir.

Limpando energias tóxicas

É útil imaginar que emoções negativas e estados não desejados de consciência tomem a forma de entidades com um corpo visível de energia.

- Pegue qualquer entidade para analisar e identifique-a dando a ela um nome; por exemplo medo, vergonha, culpa, e assim sucessivamente.
- Repare onde você sente a presença dessa entidade dentro de seu corpo com mais força: no seu pescoço, como espécie de aperto no estômago, dureza no pescoço, uma dorzinha no coração, náusea no estômago ou tremedeira nas mãos.
- Convide a entidade a retirar-se, de forma que você possa vê-la e conversar com ela.
- Pergunte a ela o que ela quer de você.
- Pergunte a você mesmo: "Há alguma razão pela qual eu convidei essa entidade para ficar comigo? Há algum benefício em ter medo, sentir-me embaraçado, inseguro ou com vergonha?"
- Pergunte-se se há alguma outra forma de conseguir algum benefício a não ser de forma positiva.
- Uma vez que você identificou como pode fazer isso, mande a entidade deixá-lo e nunca mais voltar. Faça isso de maneira perfeita e fortemente para que nunca mais precise espantá-la. Deixe-a saber que ela não é bem vinda dentro de você.
- Finalmente, repita o mantra: "Eu sou isso", 108 vezes, sabendo que está livre dessa entidade para sempre.

BOA FORMA SEXUAL

Pulsação avançada do PC – consciência genital, tonifique seus músculos, fortaleça e aumente seu prazer

Você já tem trabalho com a pulsação de PC no plano de 28 dias. Os exercícios seguintes refinarão sua prática. Fazê-los regularmente aumenta sua consciência genital, tonifica e fortalece seus músculos. Você melhorará significantemente sua experiência sexual. Homens conseguirão e manterão ereções mais facilmente e alcançarão a ejaculação mais prontamente. Mulheres aumentarão o prazer do orgasmo.

Para homens: Tente tornar-se consciente das seguintes partes do seu corpo: saco escrotal (testículos), pênis, períneo, ânus, nádega esquerda e direita.

- Primeiramente, aperte sua região genital inteira comprimindo os músculos da área na mesma hora.
  - Aperte o esfíncter uretal como se estivesse interrompendo o fluxo de urina. Parece que você está tentando chupar seu pênis para dentro do seu corpo.
  - Aperte os dois esfíncters anais, como se estivesse se segurando um movimento urgente dos intestinos.
  - Levante o sua região pélvica, colocando-o em seu períneo, apertando o coccígeno e elevando qualquer músculo. Quando estiver suficientemente concentrado, suas nádegas se apertarão.
- Não se preocupe se não puder identificar a exata localização interna de cada músculo, simplesmente aperte tudo. Mais tarde, você ganhará maior sensibilidade e conhecimento, e poderá contrair um músculo de cada vez.
- Aperte e segure durante aproximadamente, um minuto. Relaxe por alguns segundos e repita essa ação cem vezes. Nós recomendamos algo como entre 15 e 20 repetições. Faça cem séries de repetições ao longo dos meses. Não tente fazer 100 no primeiro dia. Você não tem, também, que fazer a série inteira de uma só vez. Faça-o ao longo do dia. Assim que você chegar as cem repetições, já terá condições de manter sua boa forma sexual com 30 ou 40 repetições, de um minuto três ou quatro vezes por semana. Talvez, uma ou duas vezes por mês, complete as cem repetições de uma vez só.
- Aprenda a isolar um músculo dos outros. Tente contrair apenas aquela musculatura que mantém as outras num estado de absoluto relaxamento. Pode ajudá-lo se você

ficar de pé, nu, em frente a um espelho. Sugerimos a seguinte sequência:

1. Puxe seus testículos para perto do seu corpo.
2. Levante o seu pênis, balançando-o para cima e para baixo.
3. Aperte sua nádega direita.
4. Aperte sua nádega esquerda.
5. Aperte seu ânus (ambos esfíncter)
6. Puxe seu períneo.
7. Enquanto você avança nessa prática, adicione peso ao seu pênis ereto; por exemplo.

Para mulheres: Em sua prática, tente tornar-se consciente e sensível às seguintes partes do seu corpo: músculos em volta da uretra, canal vaginal, períneo e ânus.

- Primeiro, aperte sua região genital inteira comprimindo todos os músculos da área ao mesmo tempo:
  - Aperte o esfíncter da uretra como se estivesse parando o fluxo da urina no meio.
  - Contraia todos os músculos de seu canal vaginal.
  - Aperte os esfíncter anais, um e outro mais profundamente, como se estivesse segurando um movimento intestinal urgente.
  - Levante sua base pélvica puxando seu períneo e apertando seu coccígeno.
- Não se preocupe se não puder identificar a exata localização interna de cada músculo, simplesmente apertando tudo. Mais tarde você ganhará mais sensibilidade e aprenderá a dominar a habilidade de contração de um músculo por vez.
- Aperte e permaneça apertando por aproximadamente um minuto. Relaxe por alguns segundos e repita essas ações 100 vezes. Nós recomendamos entre 15 ou 20 sessões de repetições por alguns meses. Não tente alcençar 100 repetições logo na primeira tentativa. Ainda não aperte de uma só vez. Realize-os ao longo do dia. Quando você tiver condições de realizar todas as repetições de uma só vez, você poderá manter sua boa forma sexual com 30 ou 40 repetições

de um minuto, três ou quatro vezes por semana. Talvez uma ou duas vezes por mês, complete as cem repetições de uma vez só.

- Aprenda a isolar um músculo do outro. Tente contrair apenas um músculo enquanto mantém todos os outros relaxados. Sugerimos a seguinte sequência:

1. Uretra.
2. Canal vaginal – comece no cervix e contraia cada músculo em todo o caminho até a abertura vaginal.
3. Períneo.
4. Ânus.
5. Mantenha todos os músculos flexíveis.
6. Relaxe na ordem inversa – do ânus ao períneo, da abertura vaginal e traseira ao cérvix e então até a uretra.
7. Para prática avançada, você pode tentar exercícios vaginais.

Levantamento abdominal

Você pode fazer esse exercício em pé ou ajoelhado. Ele proporciona uma massagem estimulante em todos os órgãos da cavidade abdominal. Realizar esses movimentos enquanto fazem amor, seja sentados ou deitados, ou usando suas mãos e joelhos, ajuda na circulação da energia sexual pelo seu corpo.

De pé

- Levante-se com os seus pés um pouco afastados. Dobre suas pernas, levemente, na altura dos joelhos.
- Incline-se um pouco para a frente, colocando suas mãos nas nádegas.
- Contraia seu abdome fortemente, forçando todo o ar para fora de seus pulmões.
- Levante a caixa toráxica o máximo que conseguir.
- Segure pelo maior tempo possível.
- Relaxe seu abdome pelo maior tempo e inspire em uma respiração completa.
- Repita cinco vezes para começar, indo até 25, ou mais, em apenas algumas semanas.

Mãos e joelhos

- Fique de quatro. Coloque suas mãos diretamente abaixo dos ombros e mantenha seus braços retos. Seus joelhos estão diretamente abaixo de seus quadris e o ponto de seu pé exatamente atrás de você. Sua coluna está ereta.

- Contraia seu abdome forçando todo o seu ar para fora dos pulmões.
- Expanda o tórax para frente o máximo que puder.
- Segure o máximo possível.
- Relaxe seu abdome e inspire em uma respiração completa.
- Repita cinco vezes para começar, indo até 25 ou mais, por um período de algumas semanas.

Tente ainda essas variações: contraia rapidamente seus músculos abdominais, forçando o ar para fora, pelo nariz. Sua boca está fechada. Enquanto relaxa seus músculos abdominais, o ar voltará aos seus pulmões. "Bombeie" seu abdome, rapidamente, dessa forma, várias vezes, até começar a cansar. Não fadigue se autofadigue!

Espreguiçar do gato

Se está de quatro para o levantamento abdominal, termine abaixando suas costas em direção ao chão no mesmo momento em que vira a sua cabeça em direção ao telhado. Então, vire as costas para cima, como um corcunda, enquanto trás o queixo para o seu corpo. Repita esse *stretch* de gato dez ou quinze vezes. Você pode ainda realizá-lo sem o levantamento abdominal.

SETE

As posições essenciais e algumas outras para a troca de energia

As simplesmente essenciais

Aprender a arte da sexualidade sagrada deve ser, intencionalmente, uma celebração de alegria, não uma tarefa tediosa.

Deixe que seu aprendizado seja tão leve possível. Seja gracioso e amigável quando tentar coisas novas. Lembre-se de rir de seus desafios enquanto comemora seus triunfos.

Desenvolver habilidades na arte da sexualidade espiritual requer muitas opções. Nós, intencionalmente, construímos uma repetição no plano de exercícios de 28 dias, particularmente naquelas que reforcem a utilização das habilidades do sexo sagrado, como os métodos de respiração, contração muscular, visualização, atenção focada, e conexão emocional do coração.

Para a maioria dos amantes, o conhecimento deles excederá as habilidades ao final de sua sequência inteira juntos. Frustrar-se quando o seu conhecimento aumentar mais rápido que sua habilidade apenas atrasa seu ritmo de trabalho, enquanto a prática de suas habilidades agilizarão seu alegre caminho de aprendizagem. Eventualmente, você alcançará o nível de mestre.

Esse é um livro de exercício para casais. Então, se você simplesmente ler ou "passar o olho", sem fazer os exercícios recomendados, não adiantará, seu próximo passo é começar o plano de 28 dias de atividades juntos. O passo mais importante é começar a fazer os exercícios agora, começando pelo Dia 1! O próximo passo mais importante é continuar sua prática apesar de qualquer frustração pela qual possa passar ao longo do caminho.

Nós recomendamos que você comece com o Dia 1 e realize os procedimentos de todos os 28 dias, ainda que você leve mais tempo para terminar o ciclo. Vocês devem se comprometer a concluir o plano, inteiramente, ao menos uma vez.

Após tê-lo completado, estará pronto para concluir os exercícios do Capítulo 5 e do Capítulo 6.

Nós recomendamos que você não realize outras atividades do livro, antes de completar todos os passos dos 28 dias, embora isso não seja uma regra. Experimente tudo o que encontra nessa manual para descobrir o que funciona melhor para você. Você deve começar com o primeiro exercício do Capítulo 5 e continuar até o último do Capítulo 6. Ou escolher aqueles que possuem melhor resultado na primeira tentativa. De qualquer maneira, se algo parece não funcionar para você da primeira vez, tente novamente, com certeza, em outra oportunidade. Enquanto você ganha conhecimento, experiência e habilidade, muitas possibilidades que, a princípio, não despertaram seu interesse, passarão a parecer interessantes para você "a posteriori".

As técnicas que ensinamos nesse livro são fundamentadas em mais de 20 anos de práticas do sexo sagrado. Por mais de uma década, nós também temos ensinado aos outros como aplicar esses métodos para transformar sua relação em práticas espirituais, transformar sexo ordinário em algo sagrado e ainda continuar a criar um amor para uma vida inteira e juntos. Tudo nesse livro funciona, mas nem tudo serve para todos os casais. Dê a você ao menos um ano de prática antes de deixar esse livro de lado. Nesse tempo, sua vida amorosa será completamente transformada, trazendo-lhe maior felicidade, alegria e amor que você sequer imaginou ser possível.

Posições para a circulação de energia sexual

Você já foi apresentado à duas das mais importantes posições de troca de energia: a *Yab Yum* no dia 23 e a Tesoura dos amantes no dia 28. Talvez você até tenha experimentado essas potentes posições.

Durante o *Yab Yum*, vocês estão sentados em uma versão unificada da postura padrão de meditação – o seu centro de gravidade está estável, sua coluna ereta, seus ombros relaxados, sua mente focada e tudo está em seu lugar perfeito. Com uma pequena ajuda da respiração consciente, músculos PC e um coração que deseja, você poderá direcionar sua energia por todo o seu corpo. Comece com um pequeno circuito, conectando os genitais ao coração como descrito durante a Semana 4. Quando você começar a prestar atenção ao fluxo de energia, você poderá guiá-lo em muitas variações estáticas. Experimente essas misturas de *Yab Yum*:

- **O laço genital-boca**: Aumente seu circuito para enviar energia para os genitais dele, do centro para a boca da parceira. Pela boca, para a respiração dela, para a boca dele, até o centro de seu corpo e de volta aos seus genitais.
- **A figura oito**: envie a energia por outros canais: pela espinha até a frente do corpo, mais que pelo centro. Na figura oito, na expiração dele, ele direciona a energia do *lingam* dele para o *yoni* dela, ela a absorve e direciona para suas costas até o seu topo. Então, abaixo pelo canal frontal até o *yoni*. Enquanto ela expira, direciona a energia do *yoni* dela até o *lingam* dele, ele a absorve e direciona de suas costas até o topo da cabeça. Então, abaixo pelo canal frontal até seu *lingam* e assim sucessivamente.
- **O reverso da figura oito**: Enquanto ele expira, envia energia por meio de seu genital para o dela. Ela inspira, puxando energia da frente de seu corpo para o topo da cabeça. Ela expira, direcionando a energia para baixo, para o canal do *yoni* dele para o *lingam* dele. Enquanto ele expira, absorve a energia de seu canal frontal para, então abaixo, para a espinha e assim sucessivamente.
- **O laço infinito**: usando a respiração harmonizada – inspiração e expiração ao mesmo tempo – com as bocas juntas em um beijo terno e aberto, ambos os amantes inspiram pelo nariz, dando, então, um aperto do PC e absorvendo energia da espinha para as cabeças. Expire pela boca, então solte energia de um para o outro, com sua respiração, e a direcione do canal frontal do parceiro para seus genitais.

Apesar da Tesoura dos amantes ser mais fácil para o corpo que o *Yab Yum*, é mais desafiador direcionar energia por caminhos particulares, porque você está deitado. A princípio é mais simples permitir que a energia siga seu próprio caminho enquanto você se concentra em seus genitais, coração e conexões visuais. De qualquer maneira, com repetições focadas, você terá condições de realizar magias místicas com a circulação consciente de energia nessa posição de amor. Experimente direcionar isso pelos canais frontais, pelos de trás e centrais; sem julgamentos ou expectativas.

Dez poses de maior troca de energia

1. O APRENDIZADO DO *YAB YUM*

Nessa versão "mais descansada" do *Yab Yum*, vocês devem sentar-se olhando um para o outro. Um tapete firme no chão lhes dará mais suporte que uma colcha de cama macia. Ele estica a perna o suficiente para que ela aconchegue-se entre elas. Enquanto ela desliza para perto dele, levantando suas pernas para cima das dele, ele escorrega o *lingam* dele para perto do *yoni* dela.

Conectados dessa maneira amorosa, ambos colocam suas mãos no chão ao lado um do outro, com as palmas para baixo e apoiam seu peso nos braços. Fazendo contato visual, coloquem-se em um ritmo de respiração harmonioso e comece a apertar o PC. Enquanto aperta, visualize a energia pulsando do centro de seu corpo. Em um raio brilhante, ela flui da coroa de seu próprio chakra e junta-se a energia de seu amante acima de sua cabeça numa magnífica união de Deus e Deusa.

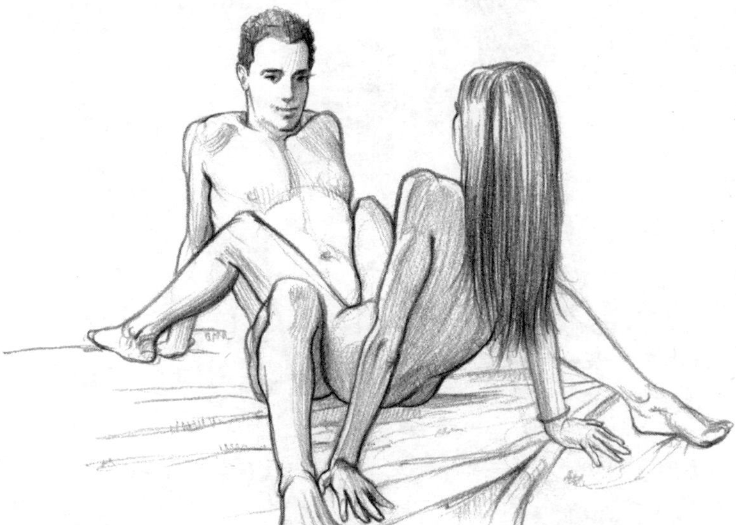

2. A POSIÇÃO DE SEGURAR AS MÃOS

Com o *Yab Yum* e as Tesoura dos amantes você, primeiramente, focou em enviar energia para a frente, para trás e para o centro de seu corpo. Mas há muitos outros caminhos de energia em seu corpo. A posição de segurar as mãos, uma outra postura sentada do manual indiano do século XVI chamado *Anaga Ranga*, trabalha com lugares quentes em suas mãos e pés, criando um circuito mais largo e mais complexo de fluxo de energia. Isso requer alguma flexibilidade, especialmente para a mulher e, especialmente, para manter essa posição por algum espaço de tempo.

Ele senta-se confortavelmente em um local firme e talvez se apoie em algo. Ela escorrega no *lingam* dele e senta no colo. Quando eles estão conectados ele aperta o pé dela e depois, o segura. Ela, então, se abaixa para segurar e agarrar o pé dele. Tente encaixar a palma da mão na sola do pé, se você puder. É uma posição animadora e brincalhona, porque a energia é solta e distribuída pelo ato de conectar-se dessa forma.

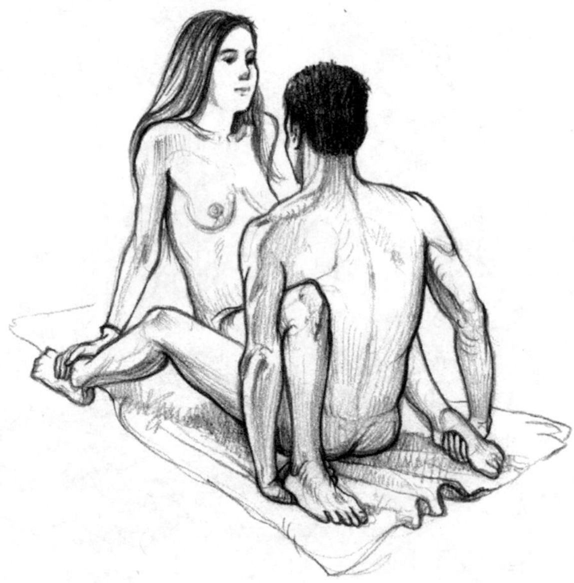

3. MANTENDO O FOCO

Uma posição com homem por cima, do Kama Sutra. "Fixing a Nail" requer foco e flexiblidade. Inicialmente parece inusitado: a amante tem a parte de trás de seu pé no meio da testa do parceiro. Mas, como em todas as posições do Kama Sutra, essa posição tem um propósito. Serve também para despertar a energia do chakra número seis, o psíquico, intuitivo e centro místico.

Para começar, ela deita de costas com as pernas esticadas. Ele se ajoelha na frente dela, o peso dela nos joelhos dele. Ela escorrega pra perto e ele escorrega para dentro dela, ela, então, levanta uma perna e coloca a planta do pé no "terceiro olho" dele, no centro da cabeça dele. Com um ritmo vagaroso e constante, ele a penetra ritmicamente, e ela encontra o ritmo pessoal dele com uma leve batidinha de calcanhar na cabeça dele.

Com cada mergulho, a energia flui dos genitais ao pé e do pé para a cabeça, convidando-o para a relação intuitiva. Se ele colocar a mão no centro do peito dela, o quarto chakra, ele aumentará o circuito, trazendo a energia de um coração amoroso também.

Se ele colocá-la no terceiro chakra, o plexo solar, como mostra a ilustração, a energia lá colocada pode auxiliar no aumento da autoestima.

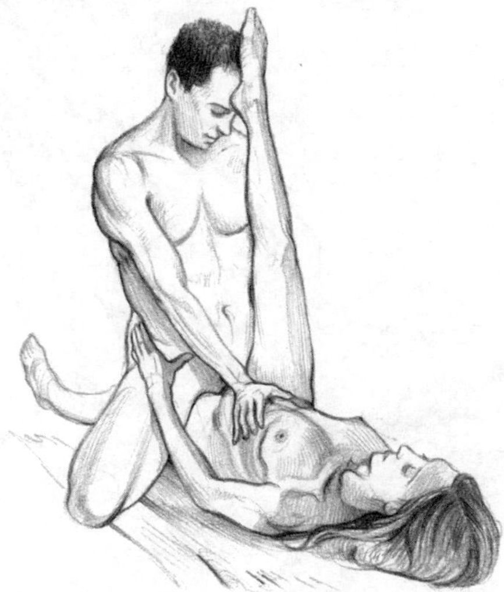

4. PRESSIONADO

Pressionado, outra posição do Kama Sutra, também envolve usar o pé como parte do caminho da energia consciente. Ela está deitada de costas com os joelhos dobrados na altura do peito. Ele se ajoelha na frente dela e se movimenta numa penetração muito próxima. Ela, então, pressiona a sola do pé firmemente contra o chakra do coração dele, no centro do peito, entre os mamilos. Ela acompanha a penetração dele com sincronizados empurrões de sua perna de uma forma em que tenha uma visão de enorme prazer sensual. Ela visualiza também a deliciosa energia espalhada diretamente de seu *yoni* por meio de seu corpo, da cabeça aos pés. Quando o pé dela encontra o peitoral, o coração se abre para o amor e a paz. Ele mistura esse calor com o fogo da virilha para pura magia.

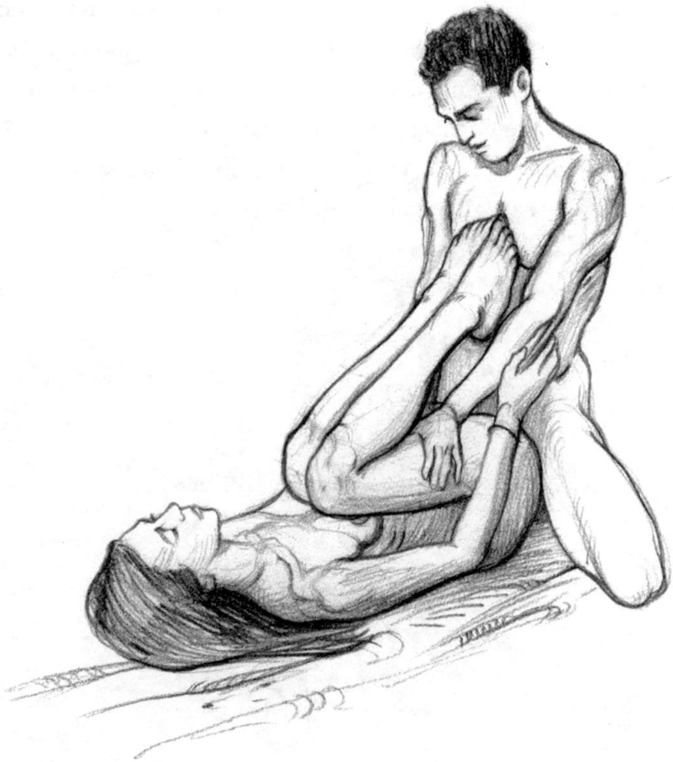

5. APERTO LATERAL

Ainda outra poderosa postura do Kama Sutra. O "Aperto Lateral" é, acima de tudo, um conector maravilhoso para a troca de energia em muitas formas. Vocês dois deitam-se de lado – homem sobre seu lado esquerdo e mulher sobre seu lado direito – criando uma conexão especial por meio de sua respiração. Deitado de apenas um lado, abre a passagem oposta do ar: a mulher sobre seu lado direito respira por sua narina direita, o lado feminino do sistema de energia; enquanto o homem, em seu lado esquerdo, respira por meio de sua narina esquerda, o lado masculino do sistema de energia. Respirando em um sistema circular, você equilibra e harmoniza suas energias femininas e masculinas. Quando os parceiros estão deitados lado a lado, olhando-se, a penetração é superficial e delicada. Seus corpos estão quase imóveis, o único movimento é um balanço meio estranho da sua pélvis. Com todos os sentidos envolvidos e sua mente focada, o "Aperto lateral" é uma posição maravilhosa para encorajar as ondas de prazer do orgasmo, as quais crescem e fluem de dentro de você.

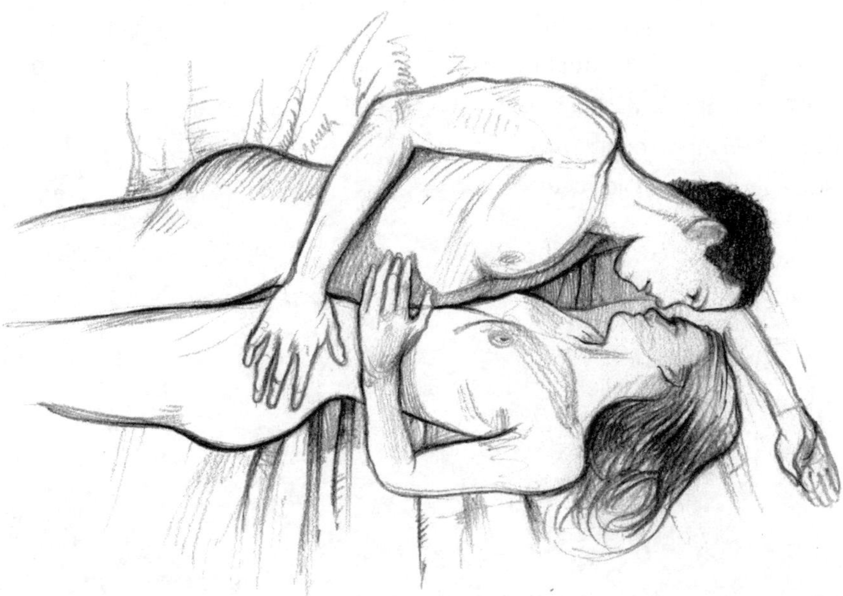

6. BARRIGA COM BARRIGA (DA DÉCIMA SÉTIMA MANEIRA)

Por ser difícil de manter durante um longo tempo, posições em pé são melhores para "rapidinhas" e exercícios de excitação; mas, por serem verticais, podem ser posições poderosas para picos de energia. "Barriga com barriga", do guia para amantes árabes do século XV, "O jardim perfumado", é uma das posturas em pé melhores e mais usadas. Enquanto ela fica de pé olhando-o com suas pernas convidativamente abertas, ele se movimenta em direção a penetração com um pé levemente na frente do outro. Segurando um ao outro de perto você se movimenta com o "Bucket in the Well", uma penetração, na qual primeiro ele, depois ela, empurra a pélvis para frente e depois para trás. Ambos mantem os pés no chão, mas sua energia chega aos céus!

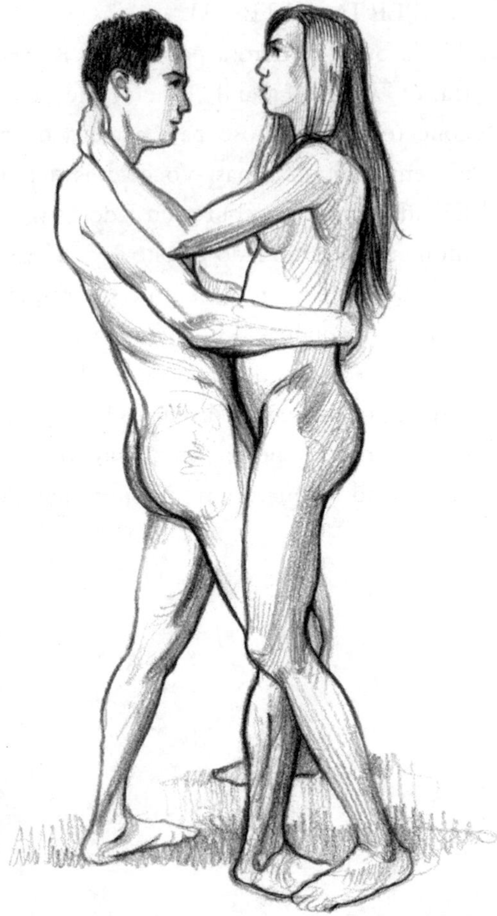

7. A OFERENDA

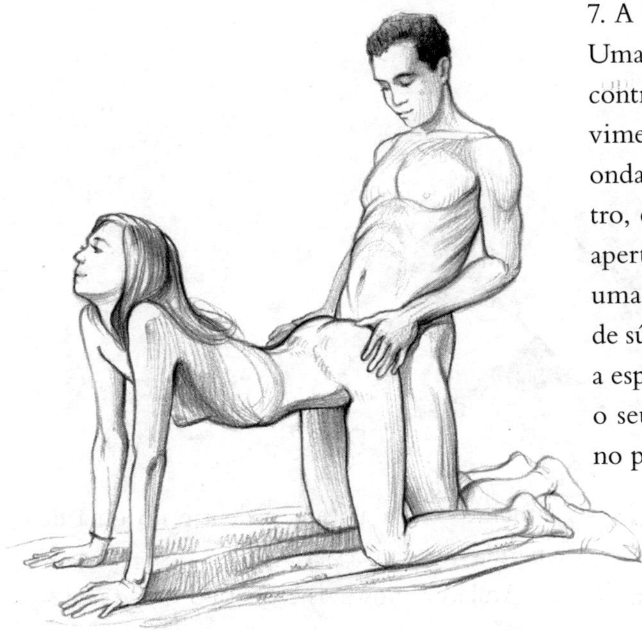

Uma versão sexy do "espreguiçar do gato" encontrado na capítulo 6, no qual o "gato" movimenta energia por meio de seu corpo numa onda de movimento. Ela ajoelha-se de quatro, ele aconchega-se "dentro dela", por trás, apertando-a e empurrando-a contra ele para uma penetração profunda. Nesse momento de súbita movimentação do *lingam*, ela ondula a espinha , enviando rajadas intensas por todo o seu corpo. Fazer barulho ajuda ainda mais no processo de absorção de energia.

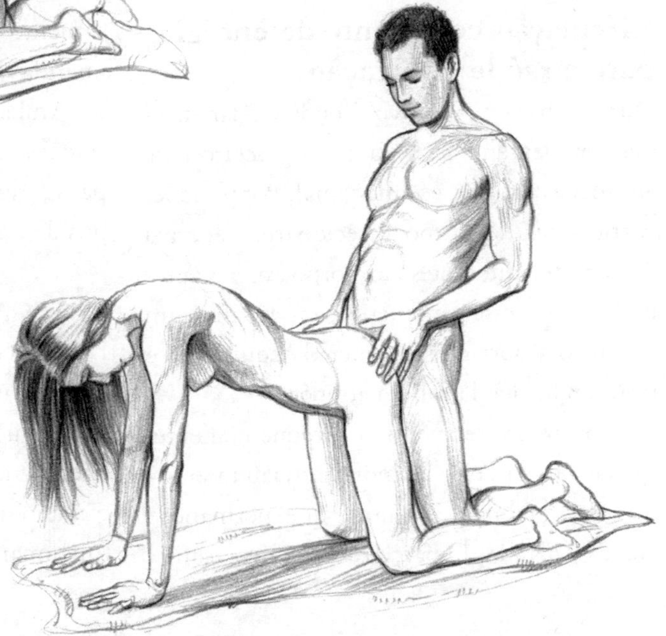

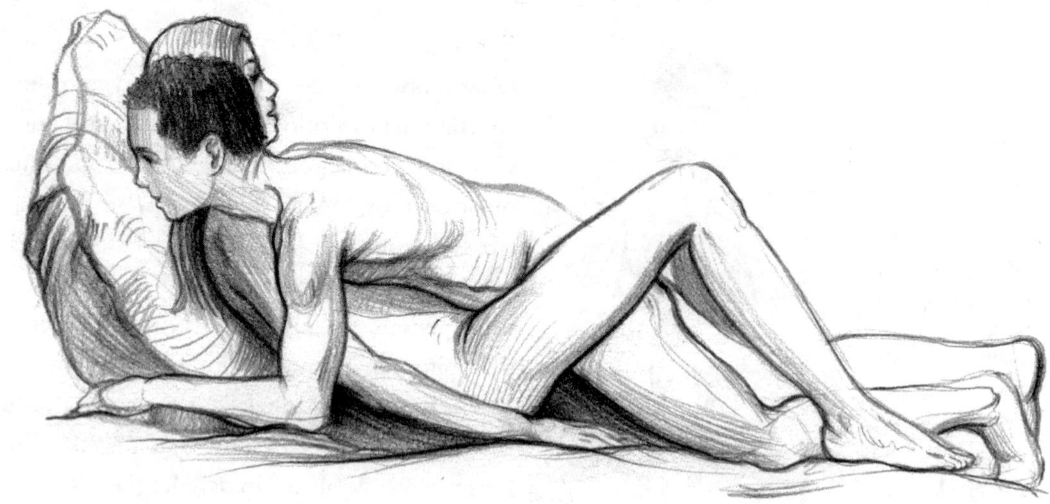

Circulação consciente de energia para a saúde e salvação

Durante o fazer amor, você pode enviar energia conscientemente para o seu parceiro para auxiliar a cura física e emocional. Por posições particulares do corpo direcionarem energia para partes diferentes do corpo, os amantes podem usar esse fenômeno para auxiliar um ao outro a corrigir qualquer desequilíbrio e ficar em forma da cabeça aos pés.

No amor terapêutico, frequentemente, apenas um parceiro se move, enviando energias de cura para o outro, que permanece quieto e parado. O parceiro receptivo acalma a mente e foca a atenção dentro do guia de energia que é necessário para a cura.

Ambas as posturas e o ritmo (nove penetrações) são enfatizados nas posições a seguir para direcionar energia para determinados tipos de cura.

8.DESCANSO DO ESPÍRITO E CURA DE ÓRGÃOS SEXUAIS

Vocês ganharão vários benefícios dessa posição, que revigora seus corpos, "expulsa" a energia negativa, acalma o espírito do homem e mantém o sistema reprodutivo da mulher funcionando bem. Ela deita nas costas dele,

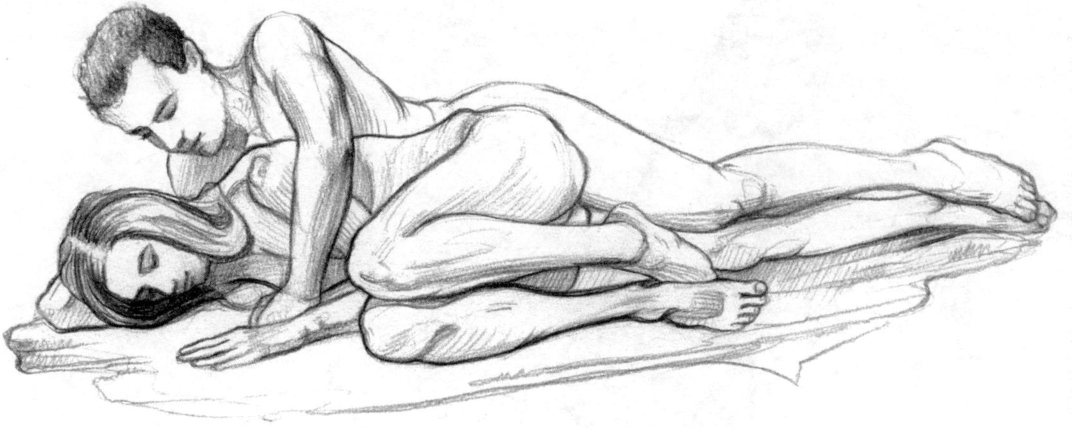

com as pernas bem abertas, sua parte superior do corpo apoiada por um grande travesseiro ou uma "Forma de Liberação" como a rampa. Ele, então, emprega um padrão de três sessões de nove penetrações. Particularmente eficazes são as superficiais-profundas. Uma profunda é seguida por oito superficiais, cada uma delas extremamente lentas e com propósito.

9. FORTALECENDO SEUS ÓRGÃOS INTERNOS

Uma leve variação do "Aperto Lateral", essa posição traz saúde e vitalidade para todos os seus órgãos internos. Ambos os parceiros deitam-se do mesmo lado. Ele mantém a perna esticada enquanto ela as dobra juntas na altura do joelho. Essa posição funciona, igualmente, nas versões face a face ou "entrada pela retaguarda". Experimente as duas enquanto incorpora quatro sessões de nove penetrações para o efeito máximo.

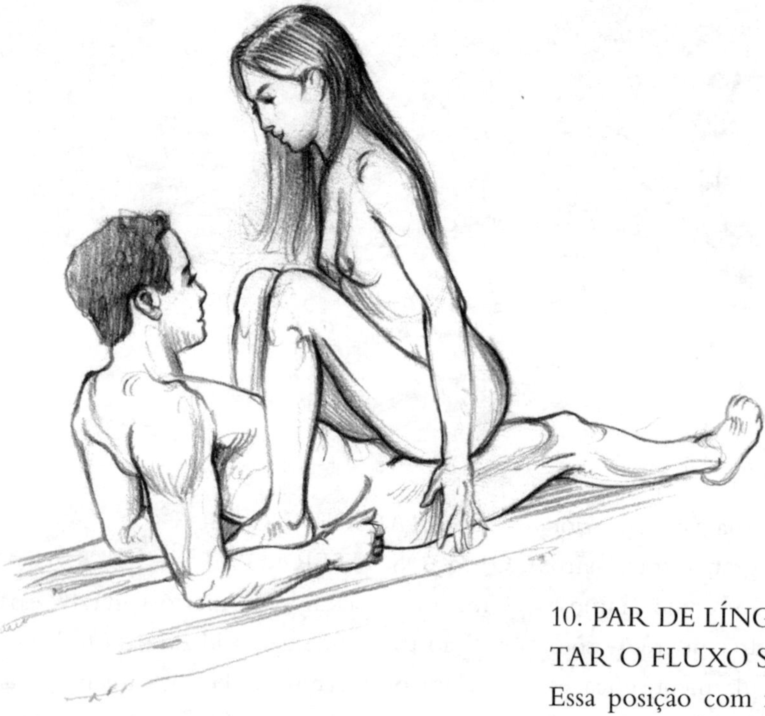

10. PAR DE LÍNGUAS PARA AUMENTAR O FLUXO SANGUÍNEO

Essa posição com mulher por cima faz maravilhas pelo seu sangue. Ela ajoelha-se ou agacha-se sobre ele com as pernas abertas o bastante para dar-lhe espaço para mover-se, porque apesar dela estar no topo, é ele que está "dando a carona". Ela fica parada, feliz, recebendo o presente energético. Sete sessões de nove penetrações ajudarão a corrigir irregularidades menstruais, manter a estabilidade da pressão sanguínea, aumentar o fluxo sanguíneo e fortalecer o corpo em geral.

HR Gráfica e Editora
Rua Serra de Paracaina, 716 – Moóca - São Paulo – SP – CEP 03107-020
Fone/Fax: (11) 3341-6444 - Email: vendas@hrgrafica.com.br
www.hrgrafica.com.br